k

Kirsten Schadek

Älter werden mit dem Lymphödem

Erfahrungen und praktische Tipps
für Betroffene und Interessierte

Alle kostenlosen Inhalte und Extras zu diesem Buch finden Sie
unter https://lebenmitdemlymphoedem.de/extras-zum-buch.

INHALTSVERZEICHNIS

Vorwort

Liebe Leserinnen und Leser,

schon 8 Jahren ist es her, dass ich mein erstes Buch „Leben mit dem Lymphödem" herausgebracht habe. Das hat mich damals viel Überwindung, viel Zeit, aber auch viel Reflektion gekostet. 2 Jahre habe ich daran gearbeitet, bis ich so weit war, es zu veröffentlichen.

Die vielen positiven Reaktionen waren überwältigend und schnell kam die Frage auf, ob und wann es denn eine zweite Auflage gebe.
Zuerst wusste ich nicht so recht, über was ich noch schreiben sollte, denn mittlerweile sind einige weitere Bücher zu dem Thema auf dem Markt erschienen. Und auch im Internet gibt es mittlerweile vielfältige Informationen.
Mir war klar: Wenn ich noch ein weiteres Buch schreiben würde, dann über etwas, worüber noch nicht geschrieben worden war.

Erst Anfang 2021, ich war mal wieder zur Kontrolluntersuchung in der Földiklinik, kam mir die Idee. Ich saß Frau Dr. Földi gegenüber und im Gespräch sagte ich, dass ich starke Arthrose in den Fingergelenken hätte. Wohl auf Grund des ständigen, jahrzehntelangen Hochziehens der Kompressionsversorgung.
Und als ich fragte, wie das nur gehen solle, wenn ich älter werde, war die Idee zu diesem Buch geboren:

„Älter werden mit dem Lymphödem."

Was hat sich bei mir in den mittlerweile 62 Jahren mit einem chronischen Lymphödem verändert? Wie kann man auch mit zunehmendem Alter und mit Einschränkungen gut leben? Und was kann man vorbeugend tun?

Damit Sie nicht erst alt werden müssen, um dieses Buch zu lesen, bekommen Sie jetzt schon die wichtigsten Informationen, Hinweise und Hilfen, damit Sie jederzeit mit dieser oder auch anderen chronischen Krankheiten gut leben können.

Ihre
Kirsten Schade

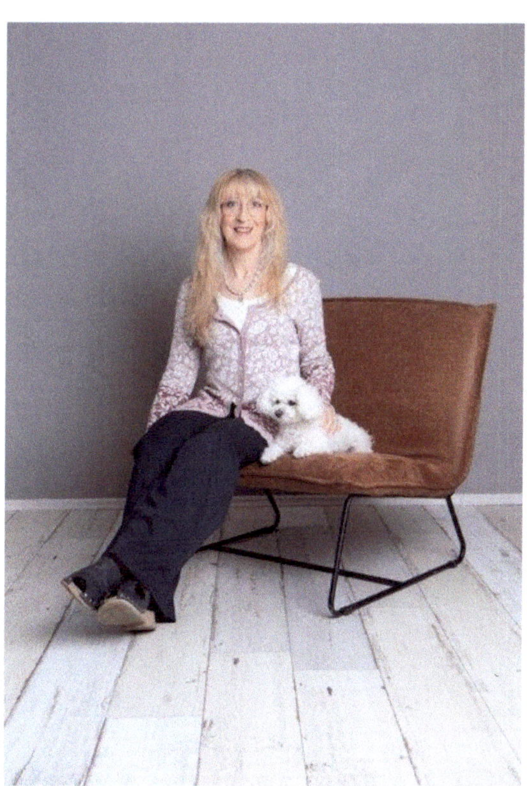

Wir müssen nicht mehr höher,
schneller, weiter, wir dürfen jetzt weniger,
langsamer und bewusster.
(Kirsten Schade)

KAPITEL 1

AKZEPTANZ

Um eine Krankheit annehmen zu können, ist es **wichtig zu wissen, welche Krankheit man überhaupt hat.**
Doch noch immer wird die Erkrankung Lymphödem, wird aber auch das Lipödem viel zu spät erkannt und wird zu spät mit der Behandlung begonnen.

Zudem greifen die Zahnräder der verschiedenen Leistungserbringer oft nicht ineinander. Ob es der erfahrene Arzt ist, der engagierte Lymphtherapeut, das spezialisierte Sanitätshaus oder die Krankenkasse - nur im Zusammenspiel kann dem Betroffenen adäquat geholfen werden.

Auch die Unterscheidung der beiden Krankheiten fällt nicht nur den Betroffenen schwer, selbst Ärzte und Fachpersonal sind damit häufig überfordert.
Zwar gibt es kontinuierlich mehr Aufklärung – auch durch die neuen Medien –, doch immer noch werden Betroffene viel zu oft allein gelassen.

Und nicht zuletzt: Was verändert sich eigentlich im Laufe der Jahre mit einem chronischen Lymphödem?

Zuerst wollen wir aber mal schauen, wo denn die Unterschiede der beiden Krankheiten liegen.

Gibt man Lymph**ödem** oder Lip**ödem** in den Suchmaschinen ein, bekommt man zahlreiche Definitionen dieser Krankheiten. Ich versuche mal, das Wichtigste kurz zusammenzufassen.

Augenscheinlich sichtbar sind bei **beiden chronischen Krankheiten** eine oder mehrere geschwollene **Extremitäten**.

Ödem = Schwellung

chronisch = lang andauernd, bedarf ständiger Behandlung und Kontrolle

Extremität = bezeichnet beim Menschen den Arm als obere Extremität und das Bein als untere Extremität

Bei einem **Lymphödem** ist es eine Ansammlung von Lymphe im Gewebe, die nicht ausreichend abfließen kann. Bei einem **Lipödem** ist es eine krankhafte Ansammlung von unkontrolliertem Fettgewebe.

Ein **Lymphödem** kann angeboren (primär) oder durch eine Krankheit, zum Beispiel eine Krebsbehandlung, ausgelöst sein (sekundär). Es betrifft Frauen und Männer. Meist ist es einseitig und kommt hauptsächlich an Armen und Beinen vor. Aber auch andere Körperregionen wie Genitalien oder Darm können betroffen sein. Ein sichtbares Zeichen in den Anfangsstadien: Durch leichten Druck auf das Gewebe entstehen dort Dellen.

Ein Lymphödem wird in **vier Stadien** eingeteilt:

<u>Stadium 1 (Latenzstadium)</u>
Ohne sichtbare oder tastbare Schwellung, nur mit spezifischer Diagnostik nachweisbar.

<u>Stadium 2 (spontan umkehrbares Stadium)</u>
Das Ödem ist weich, lässt sich eindrücken, die Schwellung bildet sich durch Hochlagern des Körperbereiches zurück.

<u>Stadium 3 (nicht spontan umkehrbar)</u>
Das Ödem ist verhärtet, nicht mehr eindrückbar, die Schwellung geht nicht mehr zurück.

<u>Stadium 4 („Elephantiasis")</u>
Stark ausgeprägte Schwellung mit Verhärtungen und typischen Hautveränderungen, Bewegungseinschränkung der betroffenen Gliedmaßen.

Ohne Behandlung können Schädigungen des Gewebes, Entzündungen, Wundrose oder auch offene Beine die Folge sein.

Häufige **Symptome** sind Schwellung, Schwere- oder Spannungsgefühl, Hautveränderungen und das positive Stemmersche Zeichen (siehe dazu die Abbildung auf der folgenden Seite).

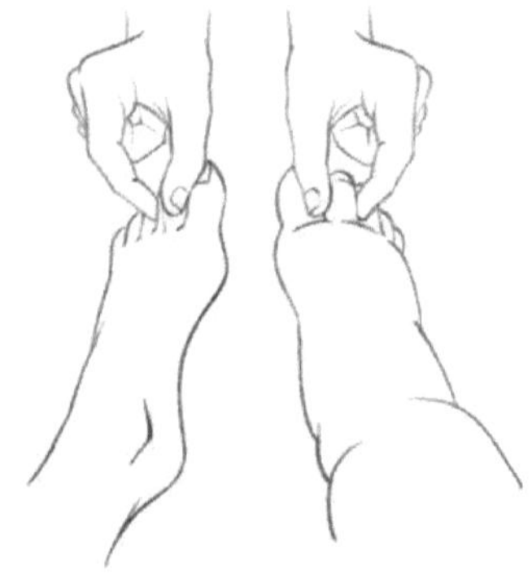

Abb. 1: Stemmersches Zeichen[1]

Das **Lymphsystem** bildet also ein Entwässerungssystem für das menschliche Gewebe.

Und wenn dieses nicht funktioniert, führt das zu einer *dauerhaft* hohen Belastung und im Laufe der Jahre zu einer Verschlechterung der Transportkapazität der Lymphgefäße. Dadurch schwellen die Extremitäten mehr und mehr an.

Das kann ich selbst bestätigen: War ich mit Mitte 30 noch in Stadium 2, bin ich mittlerweile in Stadium 4 gelandet. Hochlagern bringt hier nichts mehr und nachts muss ich jetzt auch bandagieren oder den Nachtstrumpf anziehen, damit das Ödem sich nicht noch weiter verschlechtert.

Zudem habe ich in den letzten 35 Jahren mehr als 100 Erysipele (Wundrosen) erlitten. Allerdings in den letzten 6 Jahren nur noch 1–2 im Jahr, das hat sich positiv verändert.

---

[1] *Quelle Abbildung 1: Ofa Bamberg GmbH, https://www.ofa.de/de-de/lipoedem-oder-lymphoedem/ (Abdruck mit freundlicher Genehmigung des Inhabers der Bildrechte Ofa Bamberg GmbH).*

Von einem **Lipödem** sind überwiegend Frauen betroffen. Experten vermuten den Einfluss von Hormonen als Ursache. Es ist aber auch vererbbar. Meist tritt es symmetrisch an Beinen oder Armen auf, kann aber auch an Gesäß oder Bauch entstehen.

Typische **Symptome** sind schwere Beine, unproportionale Volumenvergrößerungen, gehäufte blaue Flecken schon bei leichtem Anstoßen, Druck- und Berührungsempfindlichkeit, Schmerzempfinden sowie Kältegefühl.
Durch die massive Fettzellenvermehrung entsteht ein chronischer Entzündungsprozess und dieser führt zu einer Gewebeschädigung.

Hier gibt es **drei Stadien**:

Stadium 1
Hautoberfläche glatt, Unterhautfettgewebe gleichmäßig verdickt, Fettstruktur feinknotig

Stadium 2
Hautoberfläche uneben, überwiegend wellig, Fettstruktur grobknotig

Stadium 3
Ausgeprägte Umfangsvermehrung mit überhängenden Gewebeanteilen

Zudem wird noch nach **Typen** unterschieden:
Oberschenkel-, Ganzbein- und Unterschenkeltyp sowie Oberarm-, Ganzarm- und Unterarmtyp.

Die **Therapien** sind bei beiden Erkrankungen meist gleich: Kompression, manuelle Lymphdrainage, AIK (Apparative intermittierende Kompression – Lymphomat), Bewegung und Hautpflege.

Beim **Lipödem** gibt es als weitere Therapie noch die **Liposuktion** (Fettabsaugung), die eingesetzt werden kann, wenn trotz konsequenter konservativer Therapie keine Besserung möglich ist.
Mittlerweile schießen immer mehr Kliniken aus dem Boden und bieten diese **Operation** mit unterschiedlichen Methoden an.
Sicherlich ist das für einige Betroffene das Mittel der Wahl, doch sollte durch eine gute Recherche geschaut werden, wer hier die meisten Erfahrungen hat. Auch hier ist der Austausch mit Betroffenen sehr aufschlussreich. Bei Vorliegen bestimmter Kriterien ist die OP mittlerweile eine Kassenleistung.

Und auch im Anschluss an eine Liposuktion sollte auf eine gesunde Ernährung und ausreichend Bewegung geachtet werden.

Häufig kommt auch noch eine **Adipositas** hinzu.
Auch bei einer Adipositas, also starkem Übergewicht, sammelt sich im Körper übermäßig viel Fettgewebe an.
Adipositas beginnt ab einem BMI von 30 kg/m² oder einem Taillenumfang bei Frauen ab 88 cm und bei Männern ab 102 cm. Fast die Hälfte der Frauen und noch mehr Männer leiden an dieser Krankheit, Fast Food sei Dank.

„Lipödem und Adipositas können sich gegenseitig verstärken. Mehr als 50 % der Lipödem-Patienten in Deutschland sind adipös."[2]

Doch auch durch eine **Diät** kann das Lipödem nicht geheilt werden. Trotzdem versuchen es viele Betroffene immer wieder und sind dann aufgrund diverser gescheiterter Diätversuche gefrustet.

Nun beginnt der Teufelskreis. Viele verlieren den Mut, durchzuhalten, und achten nicht mehr auf das Gewicht und eine gesunde Ernährung.

Sie werden übergewichtig. Und das zusätzliche Fettgewebe des Übergewichts belastet den ganzen Körper und schließlich auch das Lymphsystem. Es entsteht das Lipolymphödem.

Das **Lipolymphödem** entsteht durch die Nichtbehandlung beziehungsweise das Fortschreiten des Lipödems oder eine zusätzliche Adipositas.

Durch die dauerhaft hohe Belastung der Lymphgefäße kann die Lymphflüssigkeit nicht mehr richtig abtransportiert werden und es bilden sich eiweißreiche Flüssigkeitsansammlungen. So entsteht zu dem Lipödem noch ein sekundäres Lymphödem.

Das Lipödem, aber auch das Lymphödem erfordern viel Disziplin und Ausdauer.

---

[2] *Quelle Faerber, G.: Ernährungstherapie bei Lipödem und Adipositas – Ergebnisse eines leitliniengerechten Therapiekonzepts, in: Vasomed 4/2017, S. 176-177.*

Doch mit Aufklärung, Austausch und Selbstmanagement können wir auch selbst dazu beitragen, eine **gute Lebensqualität** für uns zu schaffen.

2. DIE KRANKHEIT ANNEHMEN

Vor vielen Monaten habe ich eine frühere Arbeitskollegin in der Stadt getroffen. Wir sprachen schon eine ganze Weile miteinander, als sie mich plötzlich ansah und fragte: „Hast du deine Krankheit mittlerweile akzeptiert?"
Diese Frage hatte mir vorher noch nie jemand gestellt. Ich weiß auch gar nicht mehr genau, was ich ihr daraufhin gesagt habe. Es hat mich allerdings zum Nachdenken gebracht.

Es betrifft ja nicht nur mich, sondern jede Person, die eine **chronische Krankheit** im Laufe ihres Lebens erleidet und damit zurechtkommen muss. Mal mehr, mal weniger gut. Aber was ist meine innere Haltung?

Chronische Krankheiten sind Krankheiten, die lange andauern, nicht vollständig geheilt werden können und deshalb oft eine wiederholte Behandlung erforderlich machen. Dazu gehören unter anderem Herz-Kreislauf-Erkrankungen, Krebs, Demenz, chronische Atemwegserkrankungen, Diabetes und auch Lymphödem.

Mit nun 62 Jahren kann ich von mir sagen, dass ich diese Krankheit heute akzeptiert habe. Sicherlich eine lange Zeit, bei der ich durch viele Höhen und Tiefen gehen musste. Bei der ich mich versteckt habe, nicht annehmen wollte oder auch nicht auf meinen Körper gehört habe.

Doch mittlerweile habe ich eine **andere Sichtweise** auf das Leben und auf die Menschen gewonnen. Ich glaube sagen zu können, dass ich nicht oberflächlich bin und dass ich versuche, immer „hinter die Kulissen zu schauen".
Ich nehme die Menschen mit all ihren Ängsten und Sorgen ernst und erlebe gerade in meiner Beratungspraxis, dass sie sich verstanden fühlen. Vielleicht weil ich auch „krank" bin und mich gut in ihre Situation einfühlen kann. Aber auch, weil ich positiv damit umgehe: nämlich immer **das anzunehmen, was und wie es ist**.

Wenn man das einmal erkannt hat, ist es viel leichter, durch das Leben zu gehen. Ein Lächeln auf den Lippen bringt gleich eine positive Grundstimmung.
Ich kann sagen, dass ich **mich und meinen Körper akzeptiere und auch wertschätze**. So habe ich viele Krankheiten durchgestanden und mein Körper hat mich trotz allem immer getragen.
Ich möchte - auch mit diesem Buch - mitteilen, dass uns allen nur eine kurze Zeit auf dieser Erde bleibt und jeder versuchen sollte, sich so zu akzeptieren, wie er ist. Ist es nicht wundervoll, einzigartig zu sein? Leben wir das!

Für **mehr Motivation** und Selbstmanagement gibt es von der Firma Bauerfeind die curaflow-App. Ob Entstauungsübungen, Expertenwissen oder Challenges – hier ist für jeden etwas dabei.[3]

---

[3] *Bezug: https://apps.bauerfeind.com/curaflow/.*

3. DANKBARKEIT

Wofür kann ich **dankbar sein**, da ich mein ganzes Leben mit Einschränkungen leben musste? Nicht den Sport gemacht haben zu können, den ich gerne gemacht hätte? Immer bei der Ernährung aufzupassen oder mich nicht zu überfordern?

Bin ich dankbar für mein Leben? Diese Fragen habe ich mir immer wieder gestellt. Mit zunehmendem Alter wurde mir bewusst, dass auch ich dankbar bin. Dankbar für jede Erfahrung, jede Begegnung und jeden Schmerz.
Dankbar für meine Familie, die nie gefordert hat, aber immer da war und ist. Erweitert seit 2,5 Jahren durch meine Motte, eine Bichon-Hündin, die jedes Herz zum Schmelzen bringt.

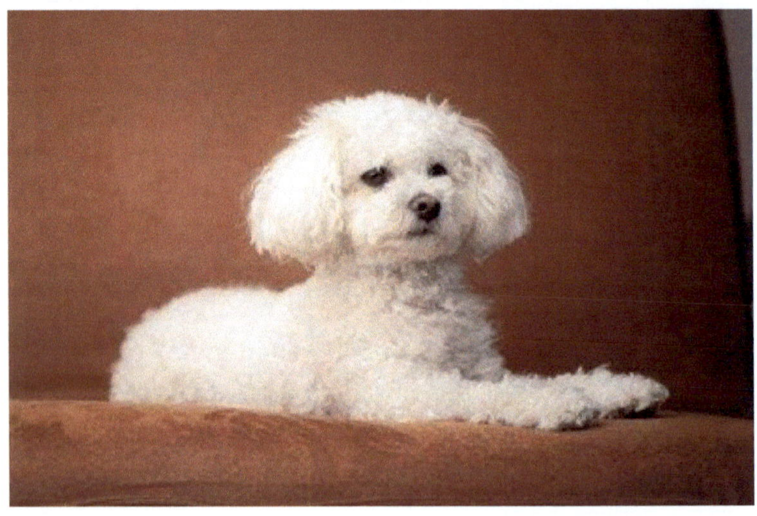

Dankbarkeit oder auch **Achtsamkeit** sind ja seit geraumer Zeit in aller Munde.

Wenn man eine schwere Krankheit oder einen Unfall hatte oder auch dem Tod begegnet ist, wird uns meistens eher bewusst, dass unser Leben doch ein Geschenk ist. Durch diese Erlebnisse werden wir oft dankbar.

Dankbar auch für die kleinen Dinge im Leben.
Im Frühling auf der Bank zu sitzen und die Sonnenstrahlen im Gesicht zu spüren, im Wechsel mit dem kühlen Wind. Aber natürlich auch den Blick aufs Meer oder die Berge und die Unendlichkeit zu erleben.
Die morgendliche frische Tasse Tee, bevor der Tag einen einholt, oder die tägliche Verbindung mit den Liebsten.

Doch schnell verfällt man wieder in Alltäglichkeiten.
Wobei wir doch alle wissen: **Es sind die kleinen Dinge, die uns das größte Glück bescheren.**

Dankbarkeit kann man aber lernen. Auch ich musste das erst lernen.

So habe ich angefangen, ein kleines **Dankbarkeitsritual** zu praktizieren. Wobei ich das nicht neu erfunden, aber in mein Leben integriert habe.

Jeden Abend versuche ich, mich für mindestens zwei Dinge zu bedanken. Am Anfang habe ich das noch schriftlich gemacht, konnte es allerdings nicht beibehalten. So mache ich es nun in Gedanken abends, bevor ich schlafen gehe.

Ich schließe die Augen und gehe den Tag noch einmal kurz durch: Wer ist mir begegnet? Was hat mir Freude bereitet? Wo konnte ich helfen?

Dies macht mir nicht nur bewusst, dass jeder Tag etwas Positives für mich bereithält, es macht mich auch sensibel, genauer hinzuschauen. Das Leben ist zu kurz, um sich mit negativen Dingen aufzuhalten. Und ja, das Leben hat, wie jede Medaille, zwei Seiten. Aber es liegt an uns, die entsprechende Seite hervorzuheben.

Dabei geht es einfach darum, unseren **Fokus zu verschieben**, auf das, was uns glücklich und dankbar macht.
Dadurch vergesse ich mein Anderssein, meine Schmerzen, meine Einschränkungen.

Ich bin dankbar, dieses Buch schreiben zu können und zu dürfen. Und ich freue mich, wenn ich Sie dadurch ein Stück auf Ihrem Weg begleiten und unterstützen kann.

4. UNTERSTÜTZUNG

Man muss eine Krankheit nicht allein durchstehen und es ist keine Schande, sich in der **Familie, bei Freunden** oder **professionell** helfen zu lassen.

Klären Sie die Menschen, die Ihnen nahestehen, über Ihre individuellen Beeinträchtigungen auf. Wir werden alle älter und mit zunehmendem Alter wächst auch das Verständnis für Krankheiten und deren Auswirkungen. So können Angehörige Sie bei der Informationssuche unterstützen und sich über das Krankheitsbild informieren. Das gibt Sicherheit, Verstehen und Verständnis im Umgang miteinander.

Psychologische Unterstützung kann bei der Bewältigung dieser langfristigen und chronischen Krankheit helfen und Symptome lindern.
Es gibt gute Psychotherapeuten, die in schwierigen Situationen zur Seite stehen.
Denn vielen Patientinnen macht die Diagnose und die Tatsache, dass ein Lymphödem nicht geheilt werden kann, sehr zu schaffen.

Sicherlich ist es immer noch schwer, zeitnah einen Termin bei einem **psychologischen Psychotherapeuten** zu bekommen, aber ich erlebe immer wieder, dass dies gar nicht erst versucht wird.
Terminservicestellen der Kassenärztlichen Vereinigung 116117 müssen innerhalb von 4 Wochen nach Anfrage einen Termin für eine psychotherapeutische Sprechstunde vermitteln. Eine Voraussetzung dafür ist das Vorliegen einer ärztlichen Überweisung mit Dringlichkeitscode.

Einen Überblick dazu finden Sie auch hier:
„Erste Schritte – Ein Handlungsleitfaden in 7 Schritten für den Weg zur richtigen Psychotherapie"[4]

---

[4] *Bezug: https://www.psychotherapiesuche.de/pid/ersteschritte.*

Finanzielle Erleichterungen erfahren gesetzlich Krankenversicherte bei den **gesetzlichen Zuzahlungen**. Als chronisch kranker Mensch müssen Sie nur Kosten in Höhe von 1 % der jährlichen Bruttoeinnahmen tragen. Für alle anderen Versicherten beträgt die Belastungsgrenze 2 % der Bruttoeinnahmen. Auskunft erhalten Sie bei Ihrer Krankenkasse.

Mit einer schweren chronischen Erkrankung kann man einen **Grad der Behinderung GdB** erreichen. Entscheidend für die Bewertung ist nicht die Schwere der Erkrankung, sondern die dauerhafte Beeinträchtigung der Lebensqualität im Alltag und somit die eingeschränkte Teilhabe am Leben in der Gesellschaft.

Als **schwerbehindert** gelten Menschen mit einem GdB von 50 und mehr. Oft wissen die Betroffenen nicht, dass sie Anspruch auf Nachteilsausgleiche wie kürzere Arbeitszeiten oder zusätzliche Urlaubstage haben.
Auch bei der Steuererklärung macht sich das bemerkbar.
Denn hier gibt es den **Behinderten-Pauschbetrag**.

„Bei Lympherkrankungen gilt als Faustregel:

an einer Gliedmaße ohne wesentliche Funktionsbehinderung, Erfordernis einer Kompressionsbandage 0–10 GdB

mit stärkerer Umfangsvermehrung (> 3 cm) je nach Funktionseinschränkung 20–40 GdB

mit erheblicher Beeinträchtigung der Gebrauchsfähigkeit der betroffenen Gliedmaße je nach Ausmaß 50–70 GdB

Wenn man dann doch eine **Rechtsberatung** benötigt und man keine Rechtsschutzversicherung abgeschlossen hat, gibt es durch Sozialverbände wie den VdK oder SoVd Unterstützung. Sie helfen unter anderem bei der Antragsstellung und beim Einlegen von Widersprüchen und Klagen.

Ein fortgeschrittenes Lymphödem, aber auch ein erhöhtes Alter des Patienten können auch für eine Unterstützung bei der **Pflege** relevant ein.

Man unterscheidet zwischen Behandlungspflege und Grundpflege.

Behandlungspflege ist ein Teil der häuslichen Krankenpflege. Sie soll helfen, Krankheiten zu heilen oder den Krankheitszustand zu verbessern beziehungsweise Krankheitsbeschwerden zu lindern.
Zur Behandlungspflege gehört unter anderem das An- und Ausziehen von Kompressionsstrümpfen oder auch das Wickeln mit elastischen Binden. Auch die Wundversorgung gehört dazu.

---

[5] *Quelle: https://www.kanzlei-leitenmaier.de/userdata/dokumente/rechtliche_tipps_und_tricks_rund_ums_lip-_und_lymphoedem_rule_2021.pdf, S. 59f.*

Die Behandlungspflege wird ärztlich verordnet und wird von der Krankenkasse, nicht von der Pflegekasse übernommen. Man braucht dafür keinen Pflegegrad.

Grundpflege ist die wiederkehrende Aufgabe zur Bewältigung des Alltags.
Zum Beispiel die Bereiche Ernährung, Körperpflege (Waschen und Duschen) oder Mobilität (An- und Auskleiden).
Voraussetzung zur Kostenübernahme durch die gesetzliche Krankenkasse ist eine ärztliche Verordnung. Liegt jedoch ein **Pflegegrad** vor, ist wiederum die Pflegekasse zuständig.
Die Grundpflege kann von pflegenden Angehörigen oder vom ambulanten Pflegedienst durchgeführt werden.

Es gibt **5 Pflegegrade**, die den Grad der Pflegebedürftigkeit definieren und somit darüber entscheiden, wie viel Geld zur Unterstützung gewährt wird.
Um den Grad der Pflegebedürftigkeit zu bestimmen, wird in den folgenden Bereichen ermittelt, was die pflegebedürftige Person noch selbst tun kann oder wo Unterstützung benötigt wird:

> *Mobilität: Aufstehen, Zubettgehen, Hinsetzen, Gehen, Treppensteigen*
>
> *Kognitive und kommunikative Fähigkeiten: Sprachfähigkeit, räumliche und zeitliche Orientierung, Entscheidungsfähigkeit*
>
> *Verhaltensweisen und psychische Problemlagen: Unruhe, psychische Belastungen, motorisch auffälliges Verhalten*

Je weniger Selbstständigkeit vorhanden ist, desto höher ist die Punktzahl und damit auch der Pflegegrad und es gibt somit mehr Leistungen.

Ein Großteil meiner selbstständigen Arbeit liegt in der Beratung zum Pflegegrad und auch zu den Leistungen, die dann in Anspruch genommen werden können.
Um in diesem **Dschungel aus Anträgen, Formularen und unterschiedlichen Auskünften** zurechtzukommen, bedarf es schon fast eines Studiums. Fast könnte man glauben, dass dies so gewollt ist.
Durch mein großes Netzwerk können wir schnell und kompetent Auskunft erteilen und jegliche Unterstützung anbieten.

Weitere **Unterstützung** erhalten Sie in Pflegeberatungsstellen, bei Pflegestützpunkten oder bei Ihrer Pflegekasse.

Das äußere Glück ist nur Zufall.
Aber das innere Glück, das
baut sich ein jeder selbst.
(Johann Caspar Lavater)

KAPITEL 2

BEGLEITERKRANKUNGEN

Ein Lymphödem als eigenes Krankheitsbild ist zwar belastend für den Patienten, aber keine akute Krankheit. Doch was erschwerend oder gefährlich hinzukommt, sind die zahlreichen Komplikationen und Begleiterkrankungen oder auch die psychische Belastung.

Bekannte **Ursachen oder Risikofaktoren** für Lymphödeme sind unter anderem Adipositas, Lipödem, aber auch Erysipele, Haut- und Nagelpilzerkrankungen, Hautekzeme oder orthopädische Erkrankungen.

Welche Begleiterkrankungen haben sich bei mir selbst in den letzten 8 Jahren verändert? Welche sind hinzugekommen? Diese Fragen möchte ich in diesem Kapitel beantworten.

Eine Begleiterkrankung ist eine Erkrankung, die bei einem Patienten neben der im Vordergrund der Therapie stehenden Grunderkrankung besteht. Man spricht auch von einer Nebendiagnose oder Folgeerkrankung.

1. WIRBELSÄULE

Probleme mit der **Wirbelsäule** gehören bei mir zu den besonders häufigen Begleiterkrankungen des Lymphödems.

Schon früh, mit etwas über 30 Jahren, fingen bei mir die Probleme im unteren Rücken – Lendenwirbelsäule, LWS – an. Die ersten Bandscheibenvorfälle und Degenerationen. Sehr schnell dann auch der obere Rücken, also die Halswirbelsäule, HWS.

Waren die Schmerzen das eine, waren die starken Bewegungseinschränkungen das andere Übel. Bei der HWS kamen dann noch äußerst schmerzhafte Kopfschmerzen bis hin zur Migräne hinzu.

Der Orthopäde wurde mein ständiger Begleiter. Aber auch der Physiotherapeut. Wobei ich erst noch einige Erfahrungen mit den unterschiedlichsten Therapeuten machen musste. Doch auch diese Erfahrungen zeigten mir irgendwann, wer für meine Beschwerden die richtigen Methoden hatte.

Hier profitierte ich zum einen von der **Manuellen Therapie**.

> *Die Manuelle Therapie ist ein Behandlungsansatz, bei dem Funktionsstörungen des Bewegungsapparates untersucht und behandelt werden. Grundlage der Manuellen Therapie sind spezielle Handgriff- und Mobilisationstechniken, bei denen Schmerzen gelindert und Bewegungsstörungen beseitigt werden.*

Aber auch die **Osteopathie** hat mir oft geholfen.

> *Die praktische Erfahrung zeigt, dass der Lymphabfluss besonders bei Genitallymph-*

Osteopathische Behandlungen sind in der Regel eine Privatleistung, die selbst getragen werden muss. Allerdings übernehmen immer mehr gesetzliche Krankenkassen osteopathische Behandlungen anteilig. Bitte bei Ihrer Krankenkasse nachfragen.

Mittlerweile habe ich einen erfahrenen und empathischen Therapeuten gefunden. Aber auch mit meinem Orthopäden bin ich sehr zufrieden. Oftmals bekomme ich in der Praxis noch ein **Tape** gegen die Nackenbeschwerden.

Wird ein elastisches Tape aufgebracht, das bei jeder Bewegung die Haut ganz sanft liftet und massiert, wird gleichzeitig der Lymph- und Blutfluss angeregt. Dadurch klingt die Entzündung schneller ab, der Druck lässt nach und damit auch der Schmerz.

Dies ist dann zwar meist eine Eigenleistung, aber das bin ich gerne gewillt zu zahlen.

Erst seit ca. 7 Jahren sind bei mir massive Einschränkungen in der Brustwirbelsäule hinzugekommen. Das heißt, zum einen starke Schmerzen, aber auch heftige Einschränkungen in der Rotation, beim Bücken oder Treppensteigen.

Oft komme ich keine Etage mehr hoch und kann dann nur hoffen, dass es einen Aufzug gibt. Auch aus diesem Grund bin ich vor 4 Jahren in eine **barrierefreie Wohnung** gezogen.

Barrierefreies Wohnen bedeutet, dass ein Wohnraum auf die Bedürfnisse von körperlich eingeschränkten Personen angepasst ist und ihnen ein weitgehend selbstständiges Leben ermöglicht. In einer barrierefreien Wohnung sind beispielsweise Küche, Bad und Wohnräume ohne Schwellen begehbar, die Türen sind verbreitert. Zudem gibt es einen Aufzug.

Wenn weder Wärme noch starke Schmerzmittel mehr helfen, gibt es nur noch die **Spritze** beim Orthopäden. Oft mit Lidocain oder Kortison.

Als wahrscheinlich wirksam hat sich die Infiltration von Lidocain ins Schmerzgebiet erwiesen. Lidocain, ein lokales Betäubungsmittel (Lokalanästhetikum), wird dabei mit einer Spritze direkt in den Muskel injiziert. Es sollte in die sogenannten myofaszialen Triggerpunkte (MTrPs) gespritzt werden.

Das Lokalanästhetikum wird in diesem Fall direkt an sowie um die Muskelverhärtungen gespritzt. Die Schmerzreize sollen an dieser Stelle

Ich bemerke, dass sich das Schmerzgeschehen mit den Jahren oder besser Jahrzehnten verändert hat. Die Abstände der Schmerzen werden größer, dafür sind diese aber oft auch umso heftiger. Meine Wirbelsäule wird unbeweglicher.

Ich versuche zwar, 2- bis 3-mal in der Woche **Wirbelsäulengymnastik** oder leichte **Yogaübungen** zu machen, aber oft kann ich die Übungen gar nicht erst ausführen. Wobei ich nicht weiß, was mehr einschränkt: der Rücken oder das Gewicht und die Unbeweglichkeit des rechten Beines und der Hüfte.

Hier hat Corona mir einen Vorteil gebracht: Da es lange Zeit keine Präsenzkurse gab, verlagerte sich vieles ins Internet. Hier gibt es verschiedene Anbieter, die wunderbare Kurse **online**, zum Beispiel auch auf YouTube anbieten. Diese sind gut erklärt und für jeden ist etwas dabei.

Mir macht es große Freude, Sport machen zu können, wann ich Lust und Zeit habe. Und auch nach Corona habe ich das beibehalten, um mich in meinem Tempo sportlich zu betätigen.

Denn auch die kleinste Bewegung ist besser als gar keine Bewegung.

2. ARTHROSE

Im Laufe meines Lebens habe ich schon einige Krankheiten durchgemacht. Ob zahlreiche Erysipele, Bandscheibenvorfälle oder Migräne-Schübe. Das hat mich immer begleitet.

2020 bekam ich plötzlich unangenehme Schmerzen im Bereich des rechten Daumens. Dem maß ich allerdings zuerst nicht viel bei. Ich dachte, das geht auch wieder weg. Doch die Schmerzen wurden häufiger und stärker, wie plötzlich einschießende Nadelstiche. Auch bemerkte ich eine verminderte Kraft im Daumengelenk, zum Beispiel beim Aufdrehen einer Flasche oder eines Glases.
Nach einigen Wochen, ohne dass es besser wurde, machte ich doch einen Termin bei meinem Orthopäden, um die Ursache herauszufinden. Es erfolgte ein Röntgenbild und es wurde eine **Rhizarthrose** festgestellt.

Ich machte mir Gedanken, wie es bei mir überhaupt zu dieser Überlastung kommen konnte.

Als ich mir am nächsten Morgen wieder die Kompressionsversorgung anzog, kam ich auf die Lösung. Durch das jahrzehntelange Hochziehen der Doppelversorgung reagierten meine Daumengelenke nun mit den entsprechenden Symptomen. Ich benutze zwar Handschuhe mit extremem Gripp, ohne die ich die Strumpfhose und den darunter liegenden Leistenstrumpf gar nicht anbekäme, aber trotzdem waren die Daumengelenke verschlissen.

Wie nun weiter vorgehen?
Bei der Behandlung einer **Arthrose** im Daumensattelgelenk unterscheidet die Medizin zwischen konservativen Ansätzen und Operationen.
Wir entschieden uns erst einmal für die Ruhigstellung. Mein Orthopäde verschrieb mir eine Orthese, also eine spezielle Daumenschiene. Die sollte das Gelenk entlasten. Wenn die Schmerzen zu stark würden, könnte ich Schmerzmittel wie beispielsweise Ibuprofen nehmen. Leider bekam ich durch die Benutzung der Schiene noch mehr Schmerzen als vorher. Also setzte ich sie nach einigen Tagen wieder ab.

---

[6] *Quelle: https://orthinform.de/lexikon/arthrose-des-daumensattelgelenks-rhizarthrose.*

Mittlerweile sind 3 Jahre vergangen. Die Beeinträchtigungen halten sich im Rahmen. Mal mehr, mal weniger Schmerzen. Allerdings bemerke ich immer wieder einen Kraftverlust und oft auch unkontrollierte Schmerzschübe nun auch in beiden Daumengelenken.

Im März 2023 war ich zur ambulanten Untersuchung in der Földiklinik und sprach dieses Problem an. Auch hier kam die Rückmeldung, dass dies wohl durch die ständige Belastung komme. Es gibt zwar verschiedene Anziehhilfen; allerdings komme zumindest ich persönlich mit ihnen nicht zurecht. Denn auch wenn es eine „Hilfe oder Unterstützung" ist, brauche ich noch meine Hände und Kraft, um die Versorgung hochzuziehen oder in Form zu ziehen.

Mir macht es langfristig Angst, wie ich meine Kompressionsversorgung auch in naher Zukunft und im weiteren Alter anbekomme. Ich glaube nicht, dass ein Pflegedienst das leisten kann, so stramm wie meine Doppel-Versorgung ist – Zehenkappe KK2, Leistenstrumpf KK3 und darüber eine Strumpfhose KK3.

Vielleicht ist das Kompressionssystem von **ReadyWrap®** eine Alternative (siehe dazu die Abbildung auf der folgenden Seite). Hier kann der Umfang anhand von Klettverschlüssen individuell angepasst werden.

Es gibt die Kompressionsversorgung für Arme und Beine. Ideal bei Schwäche in den Händen oder auch eingeschränkter Handfunktion. Sie können ohne Kraftaufwand verwendet werden.

Zu diesem Produkt gibt es eine Hilfsmittelnummer. Dadurch können die Kosten von der gesetzlichen Krankenkasse übernommen werden.

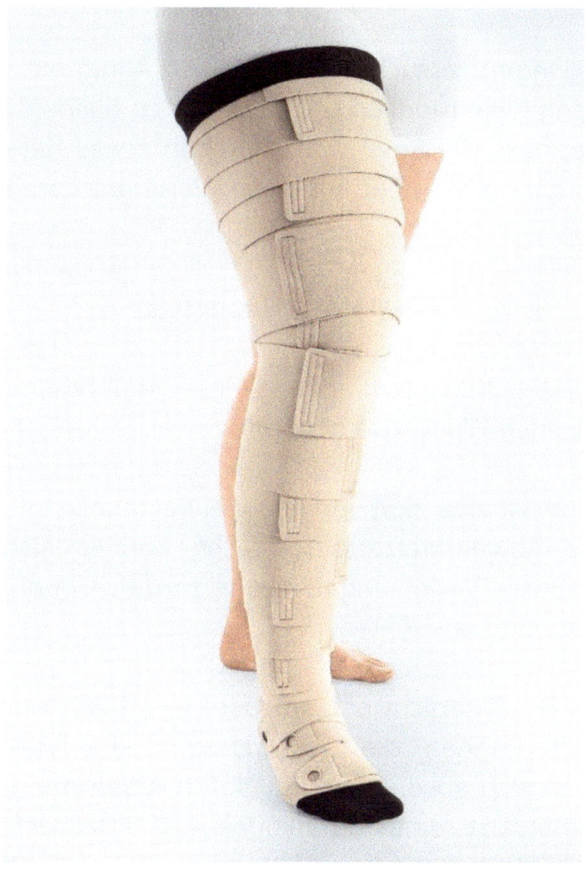

Abb. 2: Kompressionssystem von ReadyWrap®[7]

---

[7] Quelle Abbildung 2: Lohmann & Rauscher GmbH & Co. KG,
http://www.lohmann-rauscher.com/ (Abdruck mit freundlicher Genehmigung des Inhabers der Bildrechte Lohmann & Rauscher GmbH & Co. KG).

Um die Gelenke zu entlasten, habe ich mir im Internet verschiedene Videos angesehen, welche Übungen ich machen kann, um die Gelenke zu schonen. Entsprechende Übungen dazu folgen in Kapitel 9.

Diese Übungen versuche ich in meinen Alltag einzubauen, um so lange wie möglich selbstständig zu bleiben. Und ich bemerke, dass die Beschwerden schon etwas besser werden und ich im Moment auf diese Weise gut damit umgehen kann.

3. ERYSIPELE / HAUTPFLEGE

Eine typische Begleiterkrankung des Lymphödems ist das **Erysipel**, auch Wundrose genannt.

Ein Erysipel ist eine akut verlaufende, bakterielle Infektion. Sind die Abwehrkräfte geschwächt, können sich schon durch kleinste Verletzungen Keime in den Lymphgefäßen vermehren und ausbreiten.

Wird ein Erysipel nicht erkannt oder verschleppt und nicht behandelt, können die Auswirkungen lebensbedrohend sein. Es ist also absolut wichtig, sofort einen Arzt oder die Notfallambulanz eines Krankenhauses aufzusuchen und diese Entzündung mit einem geeigneten Penicillin/Antibiotikum zu behandeln.

Leider verschlechtert meist jedes Erysipel das Ödem und hat man erst einmal ein Erysipel erlitten, ist die Gefahr, dass man weitere bekommt, sehr hoch.

Symptome eines Erysipels

„Typisch für das Erysipel ist eine sich rasch ausbreitende, hochrote, abgestufte, flammenförmige und scharf begrenzte Hautrötung. Die gerötete Haut liegt zunächst noch im Niveau der Umgebung, schwillt später an und ist überwärmt. Die Symptome können von kleinen roten Punkten ohne Begleiterscheinungen bis zum hochfieberhaften Infekt mit Schüttelfrost und schwerer Beeinträchtigung reichen. In einigen Fällen bilden sich Blasen, die einbluten können (bullöses Erysipel/hämorrhagisches Erysipel).“[8]

Bei einem Erysipel sollte auch nachgesehen werden, ob vielleicht, zum Beispiel gerade im Fußbereich, eine Pilzinfektion besteht. Diese ist dann häufig die Eintrittspforte für Bakterien und Streptokokken.

Achten Sie darauf, die Zwischenräume nach dem Duschen, Baden oder Schwimmen gründlich zu trocknen. Und duschen oder baden Sie lieber nicht zu häufig, zu heiß oder zu lange. Das kann die Haut austrocknen und schwächen.
Mit zunehmendem Alter lässt bei jedem Menschen die Produktion des Schutzfilmes der Haut nach.
Zudem ist die Haut durch den erhöhten Gewebedruck weiteren Risiken ausgesetzt.

---

[8] *Quelle: https://www.lymphnetzwerk.de/lymphoedeme/allgemeines/erysipel-und-wundrose.*

Daher ist es äußerst wichtig, eine gute **Hautpflege** durchzuführen. So bleibt die Schutzfunktion der Haut bewahrt.

Verwenden Sie am besten täglich eine Creme mit wenigen Inhaltsstoffen. Idealerweise wird die Haut am Abend gepflegt, nachdem die Kompressionsversorgung ausgezogen wurde.
Gute Erfahrungswerte gibt es mit **Urea-Produkten**.

> *„Urea (Harnstoff) gehört zu den Keratolytika (Hornzellauflöser) und ist als Inhaltsstoff in zahlreichen medizinischen und kosmetischen Cremes, Lotionen, Shampoos u. v. m. enthalten. In unterschiedlichen Konzentrationen kann Urea in der täglichen Hautpflege bei trockener Haut bis hin zur Behandlung schwerer Verhornungsstörungen eingesetzt werden. Urea spendet der Haut Feuchtigkeit und hilft gleichzeitig, abgestorbene Hautzellen zu entfernen."* [9]

Ich benutze einen **Fuß-Schaum** mit 10 % Urea.
Diesen trage ich allerdings morgens nach dem Duschen auf. So bin ich wach und kann genau sehen, ob es Veränderungen an meinem Bein gibt. Kurz eingewirkt, kann ich meine Kompressionsversorgung anziehen. Währenddessen habe ich Muße, meinen Hund zu kraulen.

Gute Erfahrungen habe ich auch mit **Shea-Butter** gemacht. Shea-Butter ist das aus den Nusskernen der Früchte des Shea-Baums gewonnene Fett.

---

[9] Quelle: *https://www.dermanostic.com/wirkstoffe/urea/#definition.*

Es unterstützt die natürlichen Regenerationsprozesse, beruhigt die Haut und schützt sie vor Umweltbelastungen und Feuchtigkeitsverlust.

Shea-Butter kann man auch gut selbst herstellen.

> *Hier ein schnelles Körperpflege-Rezept:*
>
> *60 ml Mandelöl*
> *2 TL Biohonig*
> *100 g Shea-Butter (aus der Apotheke oder dem Reformhaus)*
> *6 Tr ätherisches Öl der Wahl, zum Beispiel Lavendel oder Orange*
> *Butter im Wasserbad schmelzen und dann alles kräftig verrühren. In Schraubgläser füllen.*
> *Im Kühlschrank aufbewahren und innerhalb von ca. 3 Monaten verbrauchen.*

Egal wohin ich fahre, auch wenn es nur für einen Tag ist: Immer nehme ich mein **Notfall-Antibiotikum** mit. Aber auch ein starkes Schmerzmittel. Denn diese einschießende Infektion ist immer sehr schmerzhaft, sodass ich dann keinen Schritt mehr gehen kann.

Die letzten 6–7 Jahre hatte ich immer nur noch ca. 1 Erysipel pro Jahr. In den vorherigen Jahrzehnten waren es auch schon mal 4–5 pro Jahr.
Auch die Symptome sind geringer. Vielleicht bemerke ich jetzt aber auch nur ein Erysipel schneller, sodass ich dann sofort mit dem entsprechenden Antibiotikum anfangen kann.

Als sich 2021 eine rote, juckende Stelle auf dem Schienbein entwickelte, ahnte ich noch nichts Böses.

Doch dann entwickelte sich ein Lymphbläschen, in dem sich auch Lymphflüssigkeit bildete.

Diese wird auch **Lymphzyste** genannt.

> *„Lymphzysten (engl. lymph cyst) sind mit Lymphflüssigkeit (Lymphe) gefüllte Ausweitungen von Lymphgefäßen an oder unterhalb der Haut (subkutan). Der die Lymphe umschließende Hohlraum wird durch das Endothel der Lymphgefäße gebildet. Befindet sich die Lymphzyste an der Hautoberfläche, so spricht man auch von einem Lymphbläschen."* [10]

Das war ein Indiz dafür, dass sich das Ödem im rechten Bein weiter verschlechtert hat. Die bindegewebigen Areale hatten zugenommen, vor allem in der Festigkeit.

Es war jetzt wichtig, nicht daran zu kratzen. Außerdem taten mir kalte Kompressen gut und ich hielt die Haut trocken. Die ganze Zeit über spannte die Haut im Unterschenkelbereich stark.

Es dauerte Wochen, bis das Bläschen wieder verschwand.

Umso aufmerksamer kontrolliere ich seither mein Bein, um rechtzeitig auf Änderungen reagieren zu können.

Ich glaube, wir werden mit zunehmendem Alter entspannter, vielleicht auch **gelassener**. Die Erfahrungen machen uns sicherer in Entscheidungen. Das ist ein großer Vorteil

---

[10] *Quelle: Artikel „Lymphzyste" in der Wikipedia, https://de.wikipedia.org/wiki/Lymphzyste.*

für die Psyche, welche allerdings ebenfalls nicht außer Acht gelassen werden darf.

4. PSYCHISCHE BELASTUNG

Denn die **psychische Belastung** bei einem Lymph- oder Lipödem ist nicht zu unterschätzen, auch im fortgeschrittenen Alter nicht.
So können Lymphödeme nicht nur körperliche Symptome verursachen, sondern auch psychische Auswirkungen haben.

Bei Frauen mit einem **sekundären Lymphödem** wie zum Beispiel Armlymphödem nach Brustkrebs sind es häufig Bewegungseinschränkungen oder auch Angst und Depressionen wegen eines Rezidivs (Rückfall).
Der „dicke Arm" als sichtbares Zeichen der Nichtgenesung ist für einige Frauen oft belastender als die Diagnose und Behandlung ihres Brustkrebses.
Schlechter Schlaf, soziale Abkapselung oder Ersatzbefriedigung durch vermehrtes Essen sind häufige Folgen.

Ein guter Ansatz wäre es, schon vor Krebsoperationen auf die eventuelle Begleiterkrankung Lymphödem hinzuweisen. Und auch nach der Operation könnten Präventivmaßnahmen wie Stressbewältigung, Selbsthilfegruppen, psychologische Begleitung oder generelle Infos über das Krankheitsbild den Krankheitsverlauf positiv beeinflussen.
Wichtig ist es, die Patienten nicht allein zu lassen und eine **ganzheitliche Behandlung** anzugehen.

Patienten mit einem **Lipödem** leiden unter anderem sehr häufig an Übergewicht. Doch leider wird nicht erkannt, dass die Fettpolster nicht wegen mangelnder Disziplin und vermehrtem Essen entstehen, sondern dass es eine Fettverteilungsstörung ist.

Deshalb kann das Lipödem nicht durch Ernährung und Sport beeinflusst werden. Beide sind jedoch hilfreich für ein positives Lebensgefühl.

Ein unbehandeltes oder schlecht versorgtes Lipödem wird, je älter wir werden, immer mehr Probleme bereiten. Seien es nun Schmerzen oder Umfangsvermehrungen. **Je früher also mit den entsprechenden Maßnahmen begonnen wird**, desto mehr Lebensqualität haben wir gewonnen.

---

[11] *Quelle: https://www.ndr.de/ratgeber/gesundheit/Lipoedem-Symptome-erkennen-und-behandeln,lipoedem104.html.*

Dadurch, dass die Krankheit oft nicht ernst genommen wird, oder auch durch die nicht beeinflussbaren körperlichen Veränderungen leiden viele Frauen an Depressionen.
Das kann zu Einsamkeit und Isolation führen. Man zieht sich von Freunden und Bekannten zurück.

In den letzten Jahren hat sich die Lipödem-Community im Internet zusammengetan und viele Selbsthilfegruppen, Blogs etc. gegründet. In der Gemeinschaft ist man auf Augenhöhe.
Stets im **Austausch** mit anderen zu sein, gibt Stärke und Selbstbewusstsein.

Die Devise sollte sein:
sich fordern, aber niemals überfordern.

Auch sind wir Frauen immer stärker dem **Schönheitsideal** unterlegen als die Männer. Und je jünger wir sind, desto eher sind wir davon betroffen. Instagram und Co. sei Dank.

Da ich seit meiner Geburt mit einer Asymmetrie lebe, das waren damals 2–3 kg mehr Gewicht auf einer Seite, bin ich es gewohnt, dass Blicke auf mich – nein, auf mein Bein – gerichtet sind.

Mit zunehmendem Alter und mittlerweile 4–5 kg mehr Gewicht auf der rechten Seite, bemerkt man diesen Unterschied natürlich noch mehr. Auch durch die Fehlstellungen und ein mehr oder weniger starkes Humpeln, man könnte auch sagen „ein Bein hinterherziehen".

Und das, obwohl ich konsequent immer meine Doppelbe-
strumpfung angezogen habe und regelmäßig zur Lymphdrainage gegangen bin. Die Fachärzte sagen, dass ich mein
Bein gut unter Kontrolle habe und es weitaus schlimmer
wäre, wenn ich nicht so konsequent gewesen wäre.

Als Kleinkind war mir das gar nicht so bewusst, es fing erst
in der Grundschule an. Als Jugendliche fand ich mich anders und wusste nicht warum, da meine Erkrankung erst
einen Namen bekam, als ich 28 Jahre alt war. Ich fühlte
mich als Aussätzige und versuchte alles, damit keiner diesen Unterschied bemerkte.
Ob lange Mäntel oder weite Hosen – mit der Mode konnte
ich nie richtig mitgehen. Es gab eine Zeit, in der weite Hosen modern waren. Für mich war das ein Hochgefühl. Ich
fühlte mich wie alle anderen, keiner starrte mich an. Ich
kaufte alles auf, was ich in der Größe bekam, egal welche
Farbe. Das heißt, es entschied nicht der Geschmack, sondern die Passform.

Ein positiver Wendepunkt kam 2020, als ich das Video einer
jungen Frau sah, die auch an einem gravierenden einseitigen Beinlymphödem litt wie ich. Sie strahlte so viel Selbstbewusstsein aus und ging wie selbstverständlich mit ihrem
Schicksal um. Ihre Kernaussage ist:

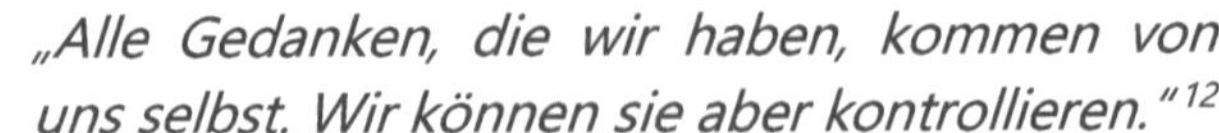

*„Alle Gedanken, die wir haben, kommen von
uns selbst. Wir können sie aber kontrollieren."*[12]

---

[12] *Quelle: Isa-Bella Leclair, https://www.instagram.com/isa19961 (Abruf ca. 2022).*

Heute ist mir die Mode egal. Die Auswahl ist groß und ich kann mir aussuchen, was mir steht und gefällt. Wenn auch sicherlich noch stark eingeschränkt, denn Röcke und Kleider haben immer noch keinen Platz in meinem Kleiderschrank.

Warum werden wir angestarrt? Nun, wir selbst schauen unbewusst auch, wenn uns etwas anders oder seltsam vorkommt. Und leider denken wir oft immer gleich an eine negative Be-Wertung.
Das hat etwas mit unserem **Selbstwertgefühl und Selbstbewusstsein** zu tun. Daran muss ich auch noch weiterarbeiten. Das habe ich mir als Ziel gesetzt. Und das gibt mir ein gutes Gefühl: nie aufzugeben und immer weiter an mir zu arbeiten.

Für mich hat das Alter einen großen Vorteil:
Entspannter zu sein und nicht mehr dem eigenen Ideal entsprechen zu müssen.

Konzentrieren wir uns nicht darauf,
herauszufinden, was uns krank macht,
sondern konzentrieren wir uns darauf,
herauszufinden, was uns gesund macht.
Richte deinen Focus auf die Lösung
und nicht auf das Problem.
(Gandhi)

KAPITEL 3

KOMPRESSIONSVERSORGUNG

Immer noch ist die **KPE** (Komplexe physikalische Entstauungstherapie) bei einem Lymphödem das Mittel der Wahl.

Die KPE besteht aus

• Manueller Lymphdrainage (MLD)
• Kompressionstherapie
• Bewegungstherapie
• Hautpflege
• Aufklärung und Schulung zur individuellen Selbsttherapie

Die **Kompressionstherapie** ist ein wichtiger Bestandteil der Behandlung von Lymphödemen.
In der Kompressionstherapie unterscheidet man Kompressionsverbände, Kompressionsstrümpfe und die intermittierende pneumatische Kompressionstherapie (IPK).

Zudem wird sie in **2 Phasen** eingeteilt:

- Phase 1 Entstauungsphase und
- Phase 2 Erhaltungsphase.

Durch die Kompression wird kontrollierter Druck auf das im Gewebe liegende Venen- und Lymphsystem ausgeübt. Dies fördert den Blutfluss in den Venen zum Herzen und den besseren Abfluss von Flüssigkeiten.

Darauf möchte ich im folgenden Kapitel näher eingehen. Aber auch darauf, welche Funktion der Therapeut hat und warum es sich manchmal lohnt, den Therapeuten zu wechseln.

1. KOMPRESSIONSVERBÄNDE

Die Bandagierung mit Kompressionsverbänden ist ein wesentlicher Bestandteil der Komplexen Physikalischen Entstauungstherapie (KPE).

Diese wird in der **Phase 1 Entstauungsphase** eingesetzt.

Entstauungsphase

„Täglich (nach Verordnung 5- bis 6-mal pro Woche) MLD-Behandlung, Hautpflege bzw. Hautsanierung, sowie ein lymphologischer Kompressionsverband (LKV), der möglichst 22 Stunden getragen werden sollte. Übungsanleitung in der Kompression." [13]

Hier kommen Kompressionsverbände aus wiederverwendbaren Kompressionsbinden zum Einsatz. Diese lassen sich dem variierenden Umfang der Extremitäten leicht anpassen. So wird nach jeder manuellen Lymphdrainage ein Verband an dem betroffenen Körperteil angelegt. Nach Möglichkeit auch über Nacht und am besten so lange getragen, bis der betroffene Körperteil wieder nahezu normale Umfänge angenommen hat.

---

[13] *Quelle: https://www.lymphnetzbremen.de/therapeuten/ablauf-der-kpe-phase-i-und-ii/.*

Einige Hersteller wie zum Beispiel Lohmann-Rauscher oder Jobst® bieten komplette Bandage-Sets an, die Sie für die Selbstanlage verwenden können.

Anschließend bekommt man einen flachgestrickten Kompressionsstrumpf nach Maß verordnet und befindet sich in der **Phase 2 Erhaltungsphase**.

> _Erhaltungsphase_
>
> _„MLD nach Befund, Kompression mittels maßgefertigter Flachstrickbestrumpfung – bei Bedarf auch nach der MLD-Behandlung mit lymphologischem Kompressionsverband. Weiter selbständige Hautpflege und Bewegung in der Kompression."_ [14]

Dieses sind Normwerte. Es gibt viele Betroffene, die über dem Kompressionsstrumpf noch eine Bandage anlegen oder sich auch tagsüber bandagieren, um zum Beispiel im Sommer bei starker Hitze vermehrte Umfänge zu reduzieren.

Ich habe es nie bereut, das Bandagieren gelernt zu haben, und profitiere davon bis heute. Denn ich ergänze immer noch meine Kompressionsversorgung damit.

Die Kompressionsmaterialien beanspruchen allerdings auch die Haut.

Daher ist eine konsequente **Hautpflege** erforderlich, um einen ausreichenden Hautschutz zu gewährleisten und zu

---

[14] _Quelle: https://www.lymphnetzbremen.de/therapeuten/ablauf-der-kpe-phase-i-und-ii/._

vermeiden, dass Bakterien eintreten und sich zum Beispiele Erysipele entwickeln.

Hierzu wird bei meist trockener Haut eine Creme mit hohem Fettanteil empfohlen.

Allerdings empfehle ich, morgens keine fetthaltige Creme zu benutzen, da dadurch das Anziehen der Kompression sehr erschwert wird. Eher eine leichtere Creme oder vielleicht ein Schaum, der schnell einzieht.

Ich benutze sehr gerne Produkte mit hohen Urea-Anteilen. Das macht meine Haut, insbesondere am Fuß, weicher und geschmeidiger.

Probieren Sie Produkte aus, denn jeder empfindet und reagiert anders.

2. KOMPRESSIONSSTRÜMPFE

Bei Venen- und Lympherkrankungen sind medizinische Kompressionsstrümpfe wichtige Hilfsmittel.

Innerhalb der Kompressionstherapie unterscheidet man verschiedene Arten der Versorgung.

Bei einer phlebologischen Versorgung zur Behandlung von Venenleiden werden **rundgestrickte Kompressionsstrümpfe** angewendet.

> *„**Rundgestrickte MKS** werden mit einer definierten Anzahl an Maschen, die sich nach dem Fesselumfang richtet, auf einem Nadelzylinder gestrickt. Die Umfangszunahme erfolgt durch lockere Maschen bzw. Anpassung der Ma-*

Bei einer lymphatischen Versorgung kommen **flachgestrickte Kompressionsstrümpfe** zur Behandlung von Lip- oder Lymphödemen zum Einsatz.

---

[15] *Quelle: https:// www.der-niedergelassene-arzt.de/suche/ergebnis/suche/wann-kommen-rundgestrickte-und-wann-flachgestrickte-kompressionsstruempfe-zum-einsatz.*

[16] *Quelle: https:// www.der-niedergelassene-arzt.de/suche/ergebnis/suche/wann-kommen-rundgestrickte-und-wann-flachgestrickte-kompressionsstruempfe-zum-einsatz.*

Flachgestrickte Kompressionsstrümpfe liegen fest an und geben somit einen entsprechenden Druck auf das mit Lymphflüssigkeit gefüllte Gewebe ab.

Hierdurch werden die Lymphgefäße entlastet. Die Lymphflüssigkeit hat weniger die Möglichkeit, sich im Gewebe festzusetzen. So wird wiederum eine weitere Schwellung der Beine verhindert.

Äußerlich ist die **sichtbare Naht** ein Zeichen für die Flachstrickversorgung.

Achten Sie darauf, dass Sie bei einem Lip- oder Lymphödem eine Flachstrickversorgung bekommen. Diese kann viel besser individuell angepasst werden und schnürt zum Beispiel in den Kniekehlen nicht so ein. Außerdem rutschen sie bei fachgerechter Abmessung nicht.

Bitte reklamieren Sie die Versorgung sofort beim Sanitätshaus, wenn diese rutscht oder einschnürt. Dann muss eventuell nochmal neu ausgemessen werden. Nur eine gutsitzende Kompressionsversorgung wird auch dauerhaft getragen.

Es gibt **vier Kompressionsklassen KKL 1–4** bei Beinlymphödemen und **drei Klassen KKL 1–3** bei Armlymphödemen. Je höher die Klasse ist, desto stärker ist die Kompression.

Für die Kompression der **Beine** gibt es verschiedene Möglichkeiten der Bestrumpfung, von Kniestrümpfen und Leistenstrumpf bis Strumpfhose.

Aber auch Kombinationen wie Kniestrümpfe und Caprihose oder Bermuda und Strümpfe, die bis zur Leiste reichen.

Außerdem noch Zusätze wie zum Beispiel Po-Forming-Leibteil, Knie- oder Ellenbogen-Funktionszonen oder eingebauter Reißverschluss.

Für die Zehen gibt es auch noch Zehenkappen.

Mehrteilige Flachstrickkompressionen werden oft verordnet, wenn es Probleme beim Toilettengang gibt, bei fehlender Kraft in den Händen oder auch bei extremen proportionalen Unterschieden.

Auch gibt es die Möglichkeit, zum Beispiel die Beine in unterschiedlichen KKL fertigen zu lassen. Beispielsweise den Unterschenkel eine KKL höher als den Oberschenkel, um den Abfluss zu gewährleisten.

Für Patienten, die an einem **Armlymphödem** leiden, gibt es auch unterschiedliche Möglichkeiten.

So gibt es Strümpfe mit integriertem Handteil oder auch mit extra Handschuhen. Die Handschuhe werden in dem Fall getragen, wenn sich durch die Armstrümpfe ein Stau der Flüssigkeit in Hand und Fingern bildet. Durch die Handschuhe – die Fingerkuppen sind offen – wird der Rücktransport gewährleistet.

Es gibt aber auch Einteiler wie Boleros. Hier können die einzelnen Armstrümpfe nicht hinunterrutschen, da sie miteinander verbunden sind.

Es gibt spezielle **Anziehhilfen**, die zum Teil sogar verordnet werden können.

Lassen Sie sich von Ihrem Sanitätshaus beraten.

Ich benutze **Gummihandschuhe mit speziellen Noppen**, ohne die ich meine Versorgung nicht anbekomme.

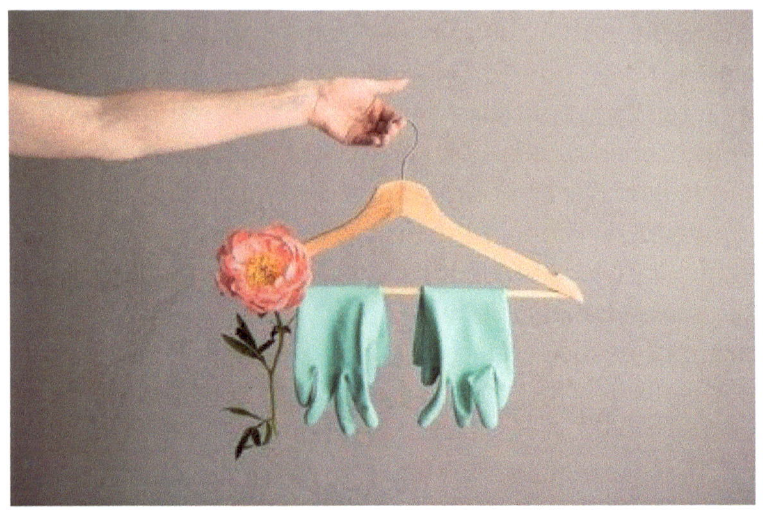

Gab es die Kompressionsversorgungen früher nur in schwarz oder hautfarben, gibt es heute etliche Farben und Muster.
Die Auswahl ist sehr groß und sie lässt sich oft gut mit der Kleidung kombinieren. Hier hat sich der Markt den Patientinnen und Patienten schon etwas angenähert.

Die Flachstrickkompression muss von der **Krankenkasse genehmigt werden**.

Hierbei ist zu beachten, dass gesetzlich versicherte Patienten **alle sechs Monate** Anspruch auf **eine neue Versorgung** haben.

In den meisten Fällen ist es so, dass bei der **Erstverordnung aus hygienischen Gründen** eine zweite Kompression zum Wechseln mitverordnet wird.

Dies deshalb, weil die Kompression jeden Tag gewechselt und gewaschen werden sollte.

So viel zur Theorie. Wie aber sieht die Realität aus?

Immer noch gibt es keine einheitliche Einigung der Krankenkassen, wer wie oft eine Kompressionsversorgung nach der Erstversorgung bewilligt.
In der Regel gilt jedoch: Die gesetzlichen Krankenkassen erstatten zwei Kompressionsversorgungen pro Jahr.

---

[17] *Quelle: https://www.medi.de/arzt/verordnung/rezeptierung/hilfsmittel-venentherapie/.*

Bei täglichem Tragen und Waschen lässt der Kompressionsdruck langsam nach.

Deshalb besteht die Möglichkeit, alle sechs Monate **ein** neues Paar Kompressionsstrümpfe – die sogenannte „Wiederversorgung" – zu erhalten.

Der Arzt kann dies bei Notwendigkeit verordnen.

Doch wie weit kommt man mit einem Paar Strümpfe im halben Jahr?

Nicht nur, dass der Druck nachlässt, es entstehen Löcher, meist an den Zehen oder auch an den Nähten. Und versucht man diese anfangs noch zu stopfen, verliert der Strumpf dann Druck und Elastizität.

Haltbarkeit

„MKS sollten hinsichtlich ihrer medizinischen Wirksamkeit (Kompressionswirkung) für eine Nutzungsdauer von in der Regel 6 Monaten vorgesehen sein. Diese hängt von der richtigen Handhabung (z. B. bei der Pflege, dem An- und Ausziehen) und der Nutzung der Produkte im gewöhnlichen Umfang ab. Durch berufliche oder krankheitsbedingte Belastungen können aber erhebliche Unterschiede in der Haltbarkeit auftreten. Bei vorzeitigem nutzungs- oder krankheitsbedingtem Verschleiß und bei ausgeprägter Formänderung des Beins kann eine vorzeitige erneute Verordnung eines MKS erforderlich sein. Im Rahmen der Erstversorgung sollte aus hygienischen Gründen immer eine

Was mich sehr ärgert, ist die Tatsache, dass uns nicht generell zwei Versorgungen pro Halbjahr zustehen. Wenn so etwas bewilligt wird, geschieht das nur aus Kulanz der Krankenkassen. Sonst heißt es: Jedes halbe Jahr eine Versorgung ist die Regelversorgung.

Jetzt wird der eine oder andere sagen: Du kannst deine Versorgung ja abends waschen, aufhängen und morgens wieder anziehen.

Doch wenn es das Letzte ist, was ich abends ausziehe, und das Erste, was ich morgens anziehe, erübrigt sich diese These.

Abends um 21 Uhr oder noch später in den Keller gehen, für eine Kompressionsversorgung die Waschmaschine anmachen – vom Energie- und Wasserverbrauch ganz zu schweigen –, später wieder runtergehen, alles rausholen

---

[18] Quelle: https://register.awmf.org/assets/guidelines/037-005l_S3k_Medizinische-Kompressionstherapie-MKS-PKV_2019-05.pdf.
[19] Quelle: https://register.awmf.org/assets/guidelines/037-005l_S3k_Medizinische-Kompressionstherapie-MKS-PKV_2019-05.pdf.

und aufhängen und hoffen, dass die Versorgung morgens trocken genug ist, damit es keine Blasenentzündung gibt …

Und für dieses „notwendige Übel" auch noch betteln zu müssen, widerstrebt mir sehr und im zunehmenden Alter immer mehr. Ich hoffe, dass sich dahingehend etwas positiv verändert.

Ein weiteres Problem besteht noch:
Nämlich das **Sanitätshaus,** welches die Kompressionsversorgung ordentlich ausmisst und nähen lässt.
Gut ist es, wenn Ihre Sanitätshausfachverkäuferin oder Ihr Sanitätshausfachverkäufer Zertifikate in der Lymphologie besitzt. Achten Sie auch darauf, dass Ihre Privatsphäre geschützt ist und die Messung nicht hinter einem Vorhang am Verkaufstresen stattfindet. Eine Auswahl von verschiedenen Herstellern wäre ideal. Oft ist es zudem wichtig, dass man das Material vorher anfassen kann. Auch die Frage nach Allergien oder Begleiterkrankungen sollte zur Sprache kommen.
Seit ich meine erste Strumpfhose 1992 erhalten habe, werde ich von der Firma Jobst versorgt.
Ich lasse mich 1- bis 2-mal im Jahr in der Földiklinik vermessen und erhalte vom dortigen Sanitätshaus meine Kompressionsversorgung.
Diese sitzt wie eine zweite Haut, insbesondere da ich ja eine Doppelversorgung brauche.
Nicht von ungefähr nehme ich diesen finanziellen und zeitlichen Aufwand auf mich. Immerhin beträgt die Entfernung zur Klinik 550 km. Dort weiß ich mich bestens aufgehoben und auch bei Problemen wird mir adäquat geholfen.

Zuletzt war ich im Februar 2023 dort zur Anmessung meiner neuen Strümpfe.

Im Juli bemerkte ich allerdings, dass der Strumpf unter meinem rechten Fuß neben der Naht kaputt war. Nach einem Anruf bei diesem Sanitätshaus und dem Verschicken dieser Versorgung dorthin bekam ich innerhalb einer Woche aus Kulanz eine neue Strumpfhose.

Mit nur einer Versorgung ist mein ausgeprägtes Beinlymphödem einfach nicht ausreichend versorgt.

Ich hoffe, dass Sie ein Sanitätshaus haben, wo Sie sich gut aufgehoben fühlen. Ansonsten haben Sie das Recht, es zu wechseln.

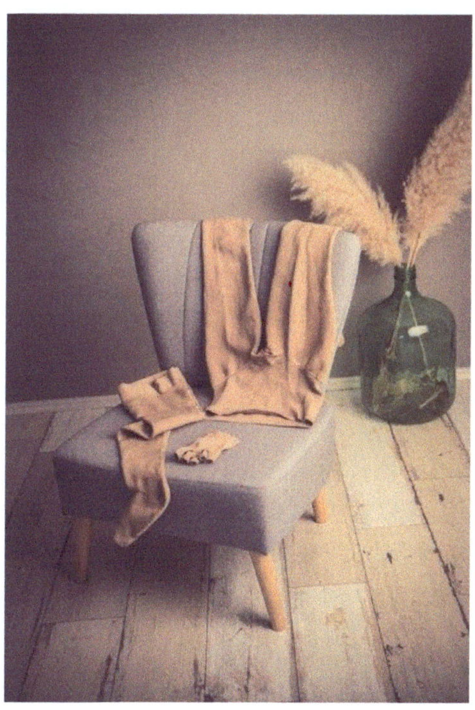

Schon bei meinem ersten Klinikaufenthalt 1996 in der Földiklinik lernte ich das Bandagieren.

Wie in meinem ersten Buch beschrieben, habe ich mich am Anfang sehr dagegen gesträubt. Doch bin ich immer noch glücklich, dass mich der damalige Therapeut mehr oder weniger zu meinem Glück gedrängt hat, dies zu lernen. Denn noch immer profitiere ich davon.

Viele Jahre habe ich das auch regelmäßig gemacht. Oft sogar Tag und Nacht. Ich glaube, ich war schon fast wie besessen, weil ich wollte, dass mein Bein so dünn wie möglich wird.

Damals hatte das auch noch eine sehr starke positive Wirkung auf mein Bein. Wenn ich abends ausgehen wollte, aß ich kaum etwas und war den ganzen Tag über bandagiert. So konnte ich dann abends mit einem leichteren Strumpf ausgehen (Rundstrick) und mit der entsprechenden Kleidung bemerkte kaum einer den Unterschied zwischen den Beinen.

Dass nur ich mein Augenmerk auf meine Beine gerichtet hatte und gar nicht so meine Umwelt, wurde mir erst viele Jahre später bewusst.

Im Laufe der Jahrzehnte und der zahlreichen Erysipele (Wundrosen) und Sepsen (Blutvergiftungen) hatte dieses Vorgehen allerdings kaum noch eine Wirkung. Oft war mein Bein dicker als vor der Bandage.

Bei mir lag es allerdings auch an dem Darmlymphödem beziehungsweise der CCLA - central conduction lymphatic anomaly.

Das heißt, es war auch abhängig von dem, wie viel und was ich tagsüber gegessen hatte. In Kapitel 5 „Ernährung" schreibe ich Näheres über die Krankheit CCLA.

Vor ca. 5 Jahren bekam ich die Gelegenheit, den **Nacht-strumpf von Jobst Relax** auszuprobieren. Dieser ist ideal als ergänzende Kompressionsversorgung während der Nacht.

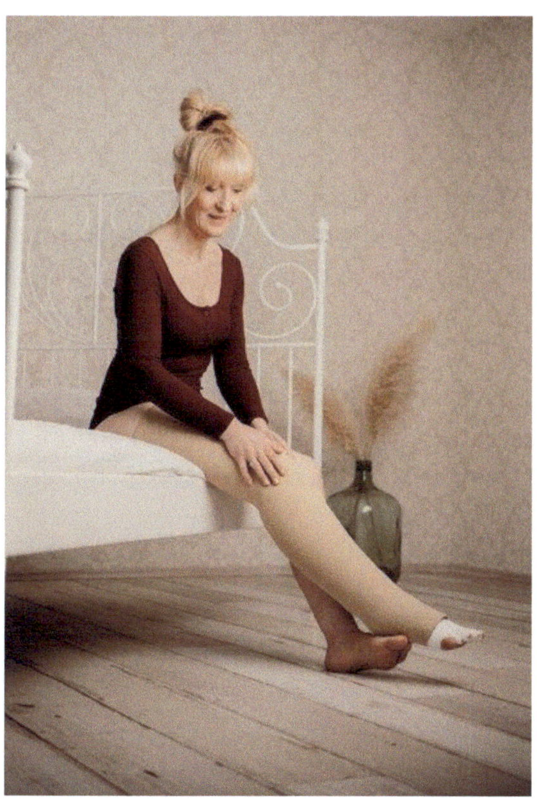

Hier unterstützen spezielle Fasern die Atmungsaktivität, sodass man weniger schwitzt. Ein in die Innenseite der Fußsohle integriertes, strapazierfähiges Velourpolster verhindert das Verrutschen des Strumpfes. Der Strumpf ist relativ dünn und recht leicht. Ein weiterer Vorteil: Er passt gefaltet bequem in jede Tasche.

Da ich allerdings auch ein starkes Ödem im Zehen- und Vorfußbereich habe, der Strumpf aber vorn offen ist, muss ich hier vorher noch die Zehen bandagieren.
Auch lege ich noch ein oder zwei Bandagen um den Knöchelbereich. Hier muss man dann beim Anziehen des Nachtstrumpfes aufpassen, dass die Bandagen nicht hochrollen. Aber das ist Übungssache.

Der Vorteil ist hier wirklich, **schnell** eine Nachtkompression anlegen zu können. Leider übernehmen die gesetzlichen Krankenkassen die Kosten für den Nachtstrumpf nicht, da dieser noch keine Hilfsmittelnummer hat; beziehungsweise sie bewilligen diesen Strumpf nur in Einzelfällen.

Zurzeit habe ich leider wieder einen sehr starken Rückstau in der rechten Leiste, sodass ich hier das Gefühl habe, dass sich nichts vom Bein in Richtung Leiste beziehungsweise Bauchbereich bewegt.
Sicherlich ist es auch nicht unerheblich, dass ich oft viel sitze und das Bein dann abknickt.

Hier hilft dann nur Selbstbehandlung und **Bauchatmung**. Ich habe mir von meiner Therapeutin diese speziellen Griffe der **Bauchtiefdrainage** zeigen lassen und kann mir so ein kleines Stück selbst helfen.

Besprechen Sie das mit Ihrem Therapeuten oder Ihrer Therapeutin, dann sind auch Sie ein Stück unabhängiger.

Eine weitere Nachtkompression oder auch Ergänzung zur Tagesversorgung gibt es von **Thuasne**, nämlich den **Mobiderm autofit**.

Er besteht aus zwei Außenlagen, in die Schaumstoffwürfel eingearbeitet sind.

Der „Stiefel" ist schnell angezogen und über Klettverschlüsse individuell einstellbar.

Durch die Kompression wird fibrotisches und ödematöses Gewebe gelockert und das Volumen des Ödems auch nachts reduziert. Das Material ist weich und bequem. Der Mobiderm autofit ist in verschiedenen Größen und nicht nur für die Beine, sondern auch für die Arme erhältlich.

Es ist wichtig, den Umfang der Gliedmaßen vor dem Kauf genau auszumessen, damit der Strumpf auch wirklich passt.

Leider ist auch dieser noch ohne Hilfsmittelnummer und wird daher nicht von der gesetzlichen Krankenkasse übernommen.

Es gibt auch noch von **medi** den **circaid® juxafit**. Mit Hilfe der vier ineinandergreifenden Bänder kann man die Versorgung selbst schnell an- und ausziehen sowie nachjustieren. Dieses Produkt ist im Hilfsmittelverzeichnis gelistet und somit budgetneutral verordnungsfähig.

4. APPARATIVE INTERMITTIERENDE KOMPRESSIONSTHERAPIE (AIK)

Die AIK wird umgangssprachlich auch **Lymphomat** genannt.

Diese **apparative Kompressionstherapie** kann zusätzlich zur Lymphdrainage angewendet werden.

Es ist eine physikalische Maßnahme, in der im Rahmen der Kompressionstherapie durch eine luftgefüllte Manschette Druck auf die jeweilige zu behandelnde Körperregion ausgeübt wird.

Ein Kompressor regelt den Luftdruck in den bis zu zwölf Kammern der Manschette und bestimmt die Stärke der Kompression auf die Extremitäten. So wird vom Fuß oder Arm bis zum Rumpf nacheinander Druck aufgebaut, um die Lymphe Richtung Rumpf zu schieben.

Diesen Lymphomaten kann man selbst anlegen und so **zusätzlich** zur manuellen Lymphdrainage nutzen. Für den Betroffenen bedeutet dies eine zeitweilige **Unabhängigkeit** vom Therapeuten oder eine Hilfe auf einer Reise.

Vorher sollten allerdings dringend die Abflüsse am Venenwinkel, im Bauch und in der Leiste oder in der Achsel freigemacht werden, da ein Abließen sonst kaum möglich ist beziehungsweise sich Rückstauungen in den Extremitäten bilden können.

Ich benutze regelmäßig den **Lymphapress mini**, ein 12-stufiges Heimtherapiegerät. Meine Kompression lasse ich dabei an.

Die Geräte können per Heilmittelverordnung vom Arzt budgetneutral rezeptiert werden und die Kosten werden mittlerweile in den meisten Fällen von der Krankenkasse übernommen.

Ansonsten kann bei Ablehnung der Krankenkasse sicherlich auch das Sanitätshaus oder die Herstellerfirma helfen.

5. THERAPEUTEN

Seit über 30 Jahren bekomme ich 1- bis 2-mal wöchentlich eine **manuelle Lymphdrainage**, MLD.

> *Der Begriff manuelle Lymphdrainage (med./lat.: manus = Hand) bedeutet das manuelle Abdrainieren der Lymphflüssigkeit über die Lymphgefäße. Die MLD ist Teil der „Komplexen Physikalischen Entstauungstherapie (KPE). Lymphdrainage ist eine Therapieform der Physiotherapie.*

Waren es in den ersten Jahren 2 Termine wöchentlich, wurde es dann nur noch 1 Termin wöchentlich. Gerne wäre ich öfter zur MLD gegangen, doch leider hatte die Praxis keine weiteren Kapazitäten frei. Und auch andere Praxen hatten dafür kaum Therapeuten. Zudem war ich mit meiner Therapeutin sehr zufrieden.

Schwierig wurde es, wenn meine Therapeutin ihren wohlverdienten 3-wöchigen Jahresurlaub nahm oder krank wurde, was Gott sei Dank nicht oft vorkam.

Dann merkte ich, dass sich das Gewebe immer mehr verhärtete und „nichts mehr lief".

Nach der manuellen Lymphdrainage ziehe ich meine Doppelkompressionsversorgung an.

Leider ist es so, dass viele Patienten die MLD gerne in Anspruch nehmen, die Praxis dann allerdings ohne Kompression verlassen. Das macht wenig Sinn, da die ganze Arbeit schnell wieder verpufft. Schnell lagert sich wieder Wasser im Gewebe an, da es keine Kompression gibt, die dieses hält.

Eine große Schwierigkeit besteht darin, **den geeigneten (kompetenten) Therapeuten zu finden**. Nicht nur allein wegen des Fachkräftemangels.

Jeder Therapeut arbeitet unterschiedlich, obwohl alle das Gleiche gelernt haben. Das merkt man sogar in den Rehakliniken. Hat man während eines mehrwöchigen Aufenthaltes verschiedene Therapeuten, arbeitet jeder anders. Sicherlich ist auch das Empfinden jedes Einzelnen nochmal unterschiedlich. Und die Chemie muss auch stimmen, denn man kommt sich doch sehr nahe.

Für mich ist es sehr wichtig, dass die Therapeutin oder der Therapeut unterschiedliche Griffe mit stärkerem Druck ausübt.

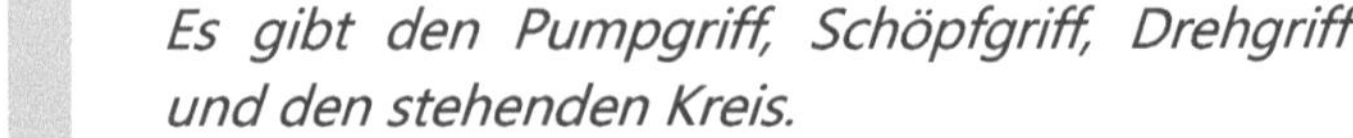

Es gibt den Pumpgriff, Schöpfgriff, Drehgriff und den stehenden Kreis.

Als ich wieder einmal ambulant in der Földiklinik war und mir die Ärztin dringend riet, öfter als 1-mal wöchentlich zur Lymphdrainage zu gehen, kam der Zufall ins Spiel:

Meine damalige Therapeutin wollte vorzeitig in Rente gehen und verließ die Praxis. Es gab keine weitere Therapeutin, die noch freie Zeit gehabt hätte. Woher sollte ich jetzt so schnell eine neue Praxis beziehungsweise Therapeutin bekommen?

Ich fing an, einige Praxen abzutelefonieren. Keine Chance, Annahmestopp, keine Therapeuten oder erst gar kein Rückruf.
Plötzlich erinnerte ich mich an eine alte Bekannte von vor 20 Jahre, von der ich noch die Nummer gespeichert hatte.
Sie war passionierte Lymphtherapeutin.
Und wie der Zufall so spielt, hatte sie, durch unglückliche Umstände, 2 Termine in der Woche frei ... für mich.
Nun musste ich zwar mit dem Auto dorthin fahren, aber ich konnte mein Glück kaum fassen.
Ich wusste, dass sie eine sehr engagierte und einfühlsame Therapeutin ist, die Lymphdrainage aus Passion macht.

Als ich das erste Mal in den Genuss ihrer „heilenden Hände" kam, war das ein wunderbares Gefühl für mich und meinen Körper.
Dieser reagierte auch wieder so, dass ich nach jeder Lymphdrainage Wasser lassen kann.

Sicherlich ist ein Wechsel nicht einfach, aber auch nicht unmöglich.

Wenn du es nicht erwartest,
tritt das Unerwartete ein.
(Unbekannt)

KAPITEL 4

CHIRURGIE

Die komplexe physikalische Entstauungstherapie KPE ist bei einem Lymphödem der Therapiestandard und muss lebenslang durchgeführt werden.

Für viele Betroffene – oft auch junge Patientinnen – ist das eine große Belastung, die die Lebensqualität einschränken kann.

So wurde in der Medizin schon früh nach **chirurgischen Alternativen** gesucht, über die unterschiedlich diskutiert wird.

Wie kann ein gestörter Lymphabfluss wiederhergestellt und überschüssiges Gewebe beseitigt werden?

Eine gute Zusammenfassung sowie entsprechende Adressen findet man in der Zeitschrift Lymphe & Gesundheit 2/2023.

Chirurgische Behandlungen können eine Option darstellen, wenn ein Lymphödem oder Lipödem nicht mehr ausreichend behandelt werden kann.

Sicherlich ist das oft eine Einzelfallentscheidung und sollte gut überlegt sein und auch eine Zweitmeinung ist von Vorteil.

Allerdings gibt es hier auch schon große, weltweite Fortschritte in der Medizin.

Folgende, mittlerweile gängige, mikrochirurgische Operationsmethoden gibt es zurzeit.

1. Lympho-Venöse-Anastomosen (LVA)

„Bei der supermikrochirurgischen Lymphchirurgie wird ein abflussbehindertes Lymphgefäß unter einem Mikroskop mit maximaler Vergrößerung an eine oberflächliche, kleine Vene mikrochirurgisch angeschlossen. So kann die Lymphe über die Vene abtransportiert werden und die Schwellung des betroffenen Bereiches nimmt ab." [20]

Die Entscheidung, welcher Chirurg diese Operation oder auch die weiteren durchführt, sollte davon abhängig sein, wie viel Erfahrung und Wissen er hat.

Voraussetzung für das Setzen von LVAs sind ein intaktes Venensystem und funktionstüchtige Lymphgefäße.

Es ist nur ein relativ geringer Eingriff und dadurch ist mit weniger Risiken zu rechnen. Meist werden 1-3 LVAs gesetzt.

Je geringer das Stadium des Lymphödems ist, desto größer sind die Erfolgsaussichten.

2. Autologe Lymphgefäßtransplantation

Bei der autologen (körpereigenen) Lymphgefäßtransplantation werden aus einer gesunden Region des Körpers funktionsfähige Lymphgefäße mikrochirurgisch entnommen und anschließend in die erkrankte Region eingesetzt, damit sie – wie ein Bypass – Lymphflüssigkeit umleiten.

---

[20] *Quelle: https://www.plastischechirurgie-solingen.de/lymphchirurgie/lymphovenoese-anastomose/.*

Schon 1980 hat Prof. Dr. Baumeister im Klinikum Großhadern, nach experimentellen Vorarbeiten weltweit, erstmals Lymphgefäßtransplantationen durchgeführt.
Diese Eingriffe werden vorrangig bei einem sekundären Lymphödem durchgeführt.

An dieser Methode wird weiter gefeilt und mittlerweile gibt es weitere Chirurgen wie zum Beispiel Prof. Dr. Felmerer an der Universität Göttingen oder Prof. Dr. Aung in Regensburg, die eine solche „Wiederherstellung" durch mikrochirurgische Techniken möglich machen.

Ein Risiko besteht darin, dass sich in der Spenderregion ein Lymphödem entwickeln kann.

3. Vaskulärer Lymphknotentransfer (VLNT)

„Der vaskuläre Lymphknotentransfer (VLNT) ist eine mikrochirurgische Technik zur Reduktion des Lymphödems. Hierbei werden Lymphknoten aus einer Körperregion entnommen und an jene Gliedmaße verpflanzt, die durch chirurgische Eingriffe, Krebs oder Verletzungen in Mitleidenschaft gezogen wurden. Der VLNT kann in Kombination mit LVAs erfolgen. Mögliche Spenderlymphknoten werden von unterhalb des Kinns, oberhalb des Schlüsselbeins, der Achsel oder der Leiste entnommen. Die Operation kann auch in schweren Fällen Erleichterung schaffen, da die verpflanzten Lymphknoten die Lymphflüssigkeit regelrecht abpumpen und eine

> *Neuaussprossung von Lymphgefäßen anregen."*[21]

Eine interessante Doktorarbeit von 2021 gibt es von Dominik Johannes Behringer: „Der roboterassistierte Lymphknotentransfer mittels vaskularisiertem Omentumlappen in der Therapie des sekundären Lymphödems der Extremitäten." Hier wird unter anderem die Schlussfolgerung gezogen, dass diese Technik vielversprechende Möglichkeiten in der Therapie des sekundären Extremitäten-Lymphödems bietet.

4. MIKROCHIRURGISCHE BEHANDLUNG VON LYMPHOZELEN UND LYMPHFISTELN

> *„Bei Lymphozelen handelt es sich um eine Ansammlung von klarer Lymphflüssigkeit in einem anatomisch dafür nicht vorgesehenen Raum. Zur Bildung von Lymphozelen kommt es beispielsweise nach Lymphknotendissektionen oder gefäßchirurgischen Eingriffen. Zur Behandlung von Lymphozelen wurden unterschiedliche Therapien beschrieben, wozu konservative Therapie, niedrig-dosierte Radiotherapie, sklerosierend wirkende Substanzen und die sehr erfolgversprechende Therapieoption der (supra-)mikrochirurgischen Resektion der Lymphozelen mit Einsatz von Indocyanin-Grün-Lymphographie zählen."*[22]

[21] Quelle: https://www.tzoumedical.com/lymphoedem.

[22] Quelle: https://www.springermedizin.de/emedpedia/klinische-angiologie/lymphozele-und-lymphfistel?epediaDoi=10.1007%2F978-3-662-61379-5_170&q=lymphozele.

Durch den Austritt von Lymphflüssigkeit besteht unter anderem die große Gefahr, ein Erysipel zu bekommen.
Daher kann man mit einem straffen Kompressionsverband versuchen, dieses zu stoppen. Bitte vorher gut desinfizieren.

5. LIPOSUKTION –
ENTFERNUNG VON ÜBERSCHÜSSIGEM GEWEBE

Bestehen Lymphödeme über viele Jahre oder Jahrzehnte, kommt es häufig zu einer Vermehrung des Unterhautfettgewebes und zu Verhärtungen.
So können orthopädische, muskuläre oder neurologische Folgeschäden entstehen.

Die **Liposuktion beim Lymphödem** bietet sich meist nur bei fortgeschrittenen Lymphödemen an, auch um eventuelle Komplikationen beziehungsweise Verschlechterungen zu vermeiden.
Hier werden nach erfolgreicher konservativer Therapie bei ausgeprägtem Lymphödem schlaffe Hautsäcke entfernt und anschließend die Haut gestrafft.

Die **Liposuktion bei einem Lipödem** ist ein Verfahren, um überschüssiges, krankhaftes Körperfett zu entfernen, das keiner Gewichtsreduktion unterliegt.

> *„Bei einem Lipödem ist das Unterhautfettgewebe vermehrt. Meist betreffen die symmetrischen Fettanlagerungen die Beine, seltener auch die Arme.*
>
> *Die chronische Fettverteilungsstörung tritt praktisch ausschließlich bei Frauen auf, oft nach hormonellen Umstellungen wie der Pubertät oder einer Schwangerschaft.*
>
> *Zu den sichtbaren Fettvermehrungen kommen regelmäßig auftretende spürbare Beschwerden wie Schmerzen und eine erhöhte Druckempfindlichkeit der Haut.*
>
> *Um die Beschwerden zu lindern, Komplikationen zu verhindern und einer Zunahme der Fettanlagerungen entgegenzuwirken, sollten betroffene Frauen möglichst frühzeitig zum Arzt gehen."*[23]

Bezüglich der Kostenübernahme gibt es seit 2020 einige Neuerungen. Nachzulesen unter www.lipohelp.com.

---

[23] *Quelle: https://www.phlebology.de/patienten/venenkrankheiten/lipoedem/.*

Auch ich habe mich früh auf den Weg gemacht.

Da ich erst **1985** meine Diagnose bekam – da war ich 24 Jahre alt –, stand für mich schnell fest, dass es für mich noch etwas anderes außer einer lebenslangen KPE geben musste.

1997 hatte ich meinen ersten ambulanten Termin bei Prof. Dr. Baumeister in München. Nach einigen Untersuchungen und Gesprächen entschied ich mich **2010** für eine Lymphbahnentransplantation. Bei meiner stationären Aufnahme war meine größte Sorge, dass sich auch an meinem gesunden Bein ein Lymphödem entwickelt. Denn hier sollte das Transplantat entnommen werden.

Dann passierte allerdings etwas, womit keiner gerechnet hatte: Am Abend vor der Operation sagten die Anästhesisten die OP aufgrund meiner zahlreichen Herzfehler ab. Die Verantwortung einer Narkose wollte keiner übernehmen.

Ich war zwar traurig, aber immer noch neugierig.

2013 erfuhr ich, dass es noch eine weitere Operationsmethode an einer anderen Klinik gab. Auch wieder in München, diesmal rechts der Isar. Hier standen die Ärzte dem Ganzen positiver gegenüber und besprachen sich mit den Anästhesisten.

Allerdings sagte mir mein Bauchgefühl, dass meine Zeit für diesen Schritt noch nicht gekommen war. Dieses Mal sagte ich den OP-Termin ab.

Es vergingen ein paar Jahre. In der Zwischenzeit nahmen die Durchfälle und Magenbeschwerden zu und parallel auch die Umfangsvermehrungen des Beines und Rumpfquadranten.
Mir ging es nur gut, wenn ich nichts zu mir nahm.

Durch einen guten Hinweis nahm ich **2017** Kontakt zu dem Radiologen Prof. Dr. Wohlgemuth im Universitätsklinikum Halle an der Saale auf.
Er ist Experte für Patienten mit seltenen Gefäßerkrankungen beziehungsweise Anomalien.

Nach einer ausführlichen Anamnese durch diesen empathischen und kompetenten Arzt entschied ich mich **2018** für eine intranodale Lymphangiographie in Vollnarkose.
Ich wollte nun genau wissen, was wir immer schon vermutet hatten.
Es wurde die Diagnose **Central-Conduction-Lymphatic-Anomaly** mit massiver Transportverlangsamung des abdominellen Lymphgefäßsystems diagnostiziert.
In Vollnarkose deshalb, weil schon vorher klar war, dass dieser Eingriff einige Stunden dauern würde und man die ganze Zeit still liegenbleiben müsste.

Bei Professor Wohlgemuth fühlte ich mich bestens aufgehoben und habe diese Operation nie bereut. Das, was wir immer schon vermutet hatten, gab es nun schwarz auf weiß.

Obwohl wir, meine Familie und ich, es immer schon geahnt hatten, musste ich mich damit erst einmal auseinandersetzen.
Zumal wir jetzt wussten, dass auch mein linkes Bein - wenn auch nicht so schlimm - betroffen war. Konkret hieß es also, dass von dort kein Transplantat entnommen werden konnte. Da auch der Darm und der Bauchbereich betroffen sind, fiel dieser Bereich ebenfalls weg.
Mit Prof. Dr. Wohlgemuth beriet ich mich, was in meinem besonderen Fall noch durchführbar ist.
Wir besprachen die Möglichkeit einer lympho-venösen Anastomose sowie deren Vor- und Nachteile.

2019 entschied ich mich nach einigen Recherchen für eine mikrochirurgische lympho-venöse Anastomose im Unterschenkelbereich.
Diese Operation habe ich dann im Klinikum Bayreuth bei Dr. Dolderer durchführen lassen.
Hier wurden drei Anastomosen gelegt, wobei zwei erst gar nichts annahmen und nur die dritte ganz filigran zusammengeführt werden konnte.

Die ersten Monate habe ich richtig gemerkt, wie es floss. Zudem war auch eine Leichtigkeit im Unterschenkel zu spüren. Nach ca. einem Jahr war davon allerdings nichts mehr vorhanden. Der jetzige Zustand gleicht dem vor der Operation.
Doch bereut habe ich diesen Schritt nie, da das Gefühl in der Zeit, als es funktionierte, ein sehr gutes war.

2020 wollte ich dann noch eine Verpflanzung der Lymph-gefäße vornehmen lassen. Doch da mein Befund nur noch die Option das Transplantats am Hals offenhält, entschied ich mich nach reiflicher Überlegung dagegen. Die Gefahr, ein Ödem im Gesicht zu bekommen, ist nicht zu unter-schätzen und das ist es mir nicht wert.

Auf der einen Seite denke ich: Das reicht. Ich habe mein letztes Mittel ausprobiert und dabei sollte ich es belassen. Auf der anderen Seite lese ich natürlich diesbezügliche Fachartikel und würde mich gegebenenfalls auch auf etwas Neues einlassen.
Und wie es der Zufall so will – obwohl es ja keine Zufälle gibt –, habe ich von einer neuen Methode gelesen und Kontakt aufgenommen.
Dazu erzähle ich Näheres im Kapitel 8 „Zukunft".

Hab Geduld
in allen Dingen,
vor allem aber
mit dir selbst.
(Franz von Sales)

Kapitel 5

Ernährung

Wer an einem Lymph- oder Lipödem leidet, hat oft auch mit Übergewicht zu kämpfen.

Nicht nur beim Lymphödem wird empfohlen, gesundes und abwechslungsreiches Essen sowie ausreichend Flüssigkeit zu sich nehmen.

Diese Ernährung kann die komplexe Therapie unterstützen und möglichen Folgeerkrankungen entgegenwirken.

Die **österreichische Lymph-Liga** empfiehlt: „... alles zu vermeiden, was den bereits gestörten Lymphabfluss zusätzlich beeinträchtigt. Also was zu einer verstärkten Bildung von Gewebswasser führt und zum anderen was eine Einlagerung von Wasser im Körper begünstigt."[24]

Oftmals reicht es schon, Lebensmittel mit reichlich Kalium oder Magnesium zu essen, um den Lymphabfluss zu steigern.

Kalium-Lieferanten: Karotten, Beeren, Spinat, Rindfleisch, Nüsse, Bananen, Kohlrabi, Marillen, Avocado, Apfelessig, Pilze und Kürbis.

Magnesium-Lieferanten: Brennnessel, Sesam, Mohn, Kakao (ohne Zucker), Bananen, Quinoa und Kürbiskerne.

---

[24] *Quelle: https://www.lymphliga.at/ernahrung/.*

Interessant ist auch, wie und warum sich das Verhältnis zum Essen und Trinken mit zunehmendem Alter verändert. Mehr dazu lesen Sie in Kapitel 5.2 „Ernährung im Alter".

Zum Thema **gesunde Ernährung** gibt es zahlreiche Ratgeber und Hinweise.
Hier möchte ich Ihnen meine selbst erfahrenen, wichtigsten Tipps mitteilen.
Doch gilt immer: Probieren Sie aus, was Ihnen guttut und was nicht.

1. TIPPS FÜR IHR WOHLBEFINDEN

TRINKE AUSREICHEND

Viele Lymphödem-Patienten meinen: „Wenn ich nichts trinke, lagere ich auch kein Wasser ein."
Doch in Wirklichkeit ist es genau umgekehrt. Schon die Nieren brauchen ausreichend Wasser, um ihrer Funktion nachkommen zu können.

Auch von der Einnahme von Diuretika (Entwässerungsmitteln) wird abgeraten (außer bei medizinischen Gründen wie zum Beispiel Herzinsuffizienz).
Mit solchen Entwässerungsmitteln wird dem Gewebe zwar Wasser entzogen, doch Eiweiße bleiben liegen. In der Folge saugen diese umso mehr Wasser an und verschlimmern im Endeffekt das Lymphödem sogar noch.

Trinken Sie ausreichend, das heißt mindestens 1,5–2 Liter täglich, und zwar vorzugsweise Wasser, Früchte- und Kräutertee oder verdünnte Säfte.

Im Sommer, beim Ausüben von Sport oder bei vermehrtem Schwitzen, kann der Bedarf an Flüssigkeit nochmals steigen.

Mir persönlich fällt es sehr schwer, so viel zu trinken.
Im Sommer bevorzuge ich Schorlen und im Winter unterschiedliche Teesorten. Wasser ergänze ich mit frischer Minze, Zitronenscheiben oder Melonenkugeln.
Mich animieren besondere Tassen oder Gläser zu vermehrtem Trinken, aber auch eine angenehme Trinkatmosphäre.

Ist die Lymphe zähflüssig, verbleiben schädigende Gifte, Bakterien, Schlacken und Krebszellen umso länger im Körper und umso wahrscheinlicher ist es, dass sich infolgedessen Krankheiten entwickeln.

Auch Leber und Niere werden beim Trinken von genügend Wasser besser durchblutet und können ihrer Entgiftungsfunktion so effektiver nachkommen.
Alkohol bitte nur in Maßen zu sich nehmen. Er erweitert die Blutgefäße und übt zusätzlichen Druck auf das Lymphsystem aus, was Schwellungen und Schweregefühl verstärken kann.

VERMEIDE SALZ
Schon lange weiß man: Salz zieht Wasser an.
Ein zu hoher Salzkonsum kann dazu führen, dass sich Flüssigkeit im Gewebe ansammelt.
Aber nicht nur Lymphödem-Patienten sollten **mit Salz sparsam sein**.

Wir benutzen es zum einen als Gewürz, aber wir finden es auch als Zutat in vielen Fertigprodukten.

Durch meine eigene Problematik schaue ich immer wieder auf die Zutatenliste und bin jedes Mal schockiert, wie viel Salz die Hersteller benutzen. Ob in Wurst und Käse, Brot und Brötchen oder Knabbereien und Fast Food - kaum ein Lebensmittel bleibt davon verschont.

Eine gute Alternative bieten eine Vielzahl von **Kräutermischungen**, die sich sehr gut als Salzersatz eignen.
Gerade auf den vielen Wochenmärkten gibt es eine große Auswahl an Gewürzen, die keinen Wunsch offenlässt.

Sehr gerne esse ich Tomaten-Mozzarella-Salat. Hier nehme ich Mozzarella light (weniger Fett) und folgende Gewürzmischung:
Zwiebeln, Knoblauch, Basilikum, Paprika, Oregano, Thymian, wenig Raps- oder MCT-Öl, Petersilie, Pfeffer und Chilis.

ESSE ANTIOXIDANTIENREICHE LEBENSMITTEL
Antioxidantien schützen unsere Zellen und können Krankheiten vorbeugen.

Unser Körper bildet sie selbst durch Enzyme, Hormone und Stoffwechselprodukte.
Wir können Antioxidantien aber auch mit unserer Nahrung aufnehmen.
Sie stecken in verschiedenen Lebensmitteln und liegen aktuell auch sehr im Trend.

Ich vertrage folgende Lebensmittel sehr gut:
Äpfel, Paprika, verschiedenste Beeren und Grünkohl (reich an Vitamin C).
Als Gewürze Kurkuma und Ingwer.
Im Winter esse ich gerne Linsensuppe (Zink) und im Sommer gerne Spinat (Vitamin E).
Sicherlich sind Nüsse und Samen (Vitamin E) sehr gesund, die darf ich allerdings wegen meiner Erkrankung **CCLA** nicht essen.

---

[25] *Quelle: https://www.lgda.eu/complex-lymphatic-anomalies/central-conducting-lymphatic-anomaly/.*

Selen und Vitamin B12 nehme ich als Nahrungsergänzungsmittel zu mir.

Als Faustregel gilt:
Ausreichendes und unterschiedliches Obst und Gemüse sowie Nüsse in jeglicher Vielfalt bieten einen guten Schutz.

Lass dir Zeit
Für mich und meinen Körper wirken sich feste, geregelte Essenszeiten positiv auf den Stoffwechsel und die Verdauung aus.

Ich nehme 3 Mahlzeiten am Tag zu mir und versuche diese dann bewusst zu essen.
So habe ich meine Kalorienzufuhr besser unter Kontrolle und der Insulinspiegel bleibt im niedrigen Bereich.
Bis heute konnte ich mein Gewicht so gleichmäßig halten.

Das Frühstück genieße ich morgens vor dem Alltagsstress **in aller Ruhe**. Dafür stehe ich extra früher auf, sodass ich gestärkt in den Tag gehe.
Mittags mache ich bewusst eine Pause, am liebsten gemeinsam mit einer weiteren Person. Ich genieße dann das Zusammensein und den Austausch.
Abends ist meine letzte Mahlzeit zwischen 18 und 19 Uhr, nachdem ich Feierabend habe.
Erst danach mache ich meine letzte Runde mit meiner Hündin Motte und lasse den Tag ausklingen.
Dieser Rhythmus gibt mir und meinem Körper Sicherheit und Beständigkeit.

Eine interessante **Studie** wird gerade an der Lymphklinik Wolfsberg in Österreich durchgeführt: das Konzept des **„Intuitiven Essens"**.

> *„Intuitives Essen und die Akzeptanz des eigenen Körpers führen nicht zwingendermaßen zu einer kurzfristigen Gewichtsreduktion, sehr wohl aber zu einem besseren psychischen Wohlbefinden und verbesserter körperlicher Gesundheit."*[26]

Ziel ist nicht nur ein Gewichtsverlust, sondern eine Versöhnung mit dem Essverhalten und dem eigenen Körper.

Wichtig ist zum einen eine Einschätzung des Sättigungsgefühls: Wann ist man hungrig und wie spürt man das?

Aber auch zu erkennen, was hinter Emotionen wie Langeweile, Einsamkeit oder Frustration stecken kann.

2. ERNÄHRUNG IM ALTER

Wie ändert sich die Ernährung, wenn wir älter werden?

Die richtige Ernährung im Alter unterscheidet sich nicht wesentlich von den Regeln für die Ernährung in jüngeren Jahren – siehe vorherige Tipps.

Viele ältere Meschen haben allerdings nicht mehr den **Appetit** wie noch in jungen Jahren. Sie leben allein und das Kochen fällt schwerer.

---

[26] *Quelle: „Intuitives Essen: Essen mit weniger Verstand und mehr Gefühl", in: Lymphjournal 02/20, Seite 6.*

Empfindungen wie Genuss, Hunger und Durst werden je nach Alter und Gesundheitszustand verfälscht oder nicht mehr richtig wahrgenommen.
Oft bleibt es dann bei Kleinigkeiten, die mal eben schnell gemacht sind.

Im Alter benötigen wir zwar weniger Energie, da viele Menschen zum Beispiel durch Krankheiten nicht mehr so aktiv sein können. Aber wir brauchen noch die gleiche Menge an **guten Nährstoffen** wie in jungen Jahren.

Ein Anreiz liegt häufig in der **Geselligkeit**.
Viele Gemeinden bieten ein gemeinsames Mittagessen in Gemeinschaft an. Das verbindet und man kommt durch gemeinsame Aktivitäten auch noch in Bewegung.

Auch gibt es Auswirkungen von **Medikamenten** auf die Ernährung.
Da die meisten Medikamente zuerst in den Verdauungstrakt gelangen, könnte die Magen-Darm-Tätigkeit beeinträchtigt sein.
Andere Medikamente können zu Flüssigkeits- und Nährstoffmangel führen.
Sicherlich gibt es auch einige Medikamentenunverträglichkeiten. Manchmal lohnt sich da ein Blick in den Beipackzettel oder das Gespräch mit dem Arzt oder Apotheker vor Ort.

Eine starke **Gewichtsabnahme** führt gleichzeitig zu Muskelverlust. Diesen wieder aufzubauen, ist, je älter man wird, umso schwieriger. Dies sollte rechtzeitig abgeklärt werden.

Zudem leiden viele im Alter oder bei Übergewicht an **Diabetes mellitus**.

Durch eine Umstellung der Lebensgewohnheiten und der zu ihnen passenden Lebensmittel kann die Erkrankung gut in den Griff bekommen werden.

Es gibt wohl Studien, die besagen, dass Kaffee eine schützende Wirkung haben kann.

3 bis maximal 6 Tassen Kaffee täglich, allerdings in der Mittagszeit, können das Risiko, an Diabetes Typ 2 zu erkranken, um 25 % senken.

Hier gibt es viele Tipps: www.diabetesstiftung.de.

Ein wichtiges Thema ist auch der Schutz vor **Osteoporose.**

„Osteoporose ist eine chronische Erkrankung, bei der das Verhältnis von Knochenaufbau und -abbau gestört ist. Das führt zu einer Verringerung der Knochenmasse und somit zur Instabilität des gesamten Knochengewebes. Sprich: Die Knochen werden poröser und anfälliger für Frakturen. Wie der Dachverband Osteologie e. V. (DVO) betont, betrifft Osteoporose keineswegs nur einzelne Knochen, sondern das komplette Skelettsystem.“[27]

Vitamin D und Kalzium gehören zur Basistherapie bei Osteoporose.

Die wichtigste Quelle, wie Vitamin D gebildet werden kann, ist das Sonnenlicht.

---

[27] *Quelle: https://www.aktionsbuendnis-osteoporose.de/.*

Nur muss die Sonne auch scheinen und wir müssen sie an unsere Haut heranlassen.

Viele Ödem-Patienten haben den ganzen Tag ihre Kompression an oder meiden die Sonne. So ist es häufig schwierig, einen guten Vitamin-D-Schutz aufzubauen.

Das Vorkommen von Vitamin D in Lebensmitteln ist insgesamt sehr niedrig, in den meisten pflanzlichen Lebensmitteln ist es so gut wie gar nicht vorhanden.
Laut aktuellen Studien ist Vitamin D sogar ein guter Schutzfaktor gegen viele Krebsarten.
Hier gibt es mit Nahrungsergänzungsmitteln Unterstützung.

Durch eine Knochendichtemessung können Sie Ihr persönliches Risiko schnell herausfinden. Leider ist das oft keine Kassenleistung.

Aber auch Sport und Bewegung wirken einer Osteoporose entgegen.

Ich glaube, ein gesunder Mix aus ausreichend Bewegung, bewusster Ernährung und einem gesunden Lebensstil erhöht die Chance, bis ins **hohe Alter fit zu bleiben**.

3. MCT-FETTE

Seit vielen Jahren ist bei mir die Diagnose **eiweißverlierende** oder auch **exsudative Enteropathie** durch eine Operation gesichert.

Hier verliert man über den Darm große Mengen an Eiweiß mit Mangel an fettlöslichen Vitaminen, Kalzium und Eisen.
Große Probleme bereiten mir dann immer Durchfälle, Bauchschmerzen, vermehrte Wassereinlagerungen und eine Immunschwäche.

> *Unter exsudativer Enteropathie (eiweißverlierende Enteropathie) versteht man einen Zustand, bei dem über den Darm weit über die physiologischen Mengen hinaus Eiweiß verloren wird.*
>
> *Ursache: meistens primäres Lymphödem des Dünndarms (Hyperplasie der Lymphgefäße mit Lymphfisteln an der Darmwand), sekundär nach Krebsbehandlung.*
>
> *Symptome: Fettresorptionsstörung mit Mangel an fettlöslichen Vitaminen, Kalzium, Eisen, Fettstühle, Durchfälle, Lymphozytenmangel und Immunschwäche, chylöser Aszites.*

Das heißt, ich ernähre mich, wann immer es geht, **fettarm bis fettfrei**.
Aber auch ich brauche Fette. Denn ohne Fett funktioniert mein Gehirn nicht und mein Körper könnte die lebenswichtigen Vitamine A, E, D und K nicht aufnehmen, wodurch die Immunabwehr weiter geschwächt wird.

Zusätzlich nutze ich, wenn Fette zum Beispiel zum Anrichten von Speisen gebraucht werden, die **MCT-Fette**.
Diese mittelkettigen Fette (engl. middle chain triglycerides) werden von den Blutkapillaren der Darmwand direkt auf-

genommen, müssen also nicht über die Lymphgefäße abtransportiert werden.

Das entlastet den Lymphfluss im Ductus thoracicus und
verhindert damit die Verschlechterung eines bestehenden
Lymphödems.

Diese MCT-Fette gibt es als Margarine oder flüssige Öle mit
77 % MCT-Fett am gesamten Fettanteil oder 100 % MCT-
Fett. Erhältlich im Reformhaus, aber auch online.

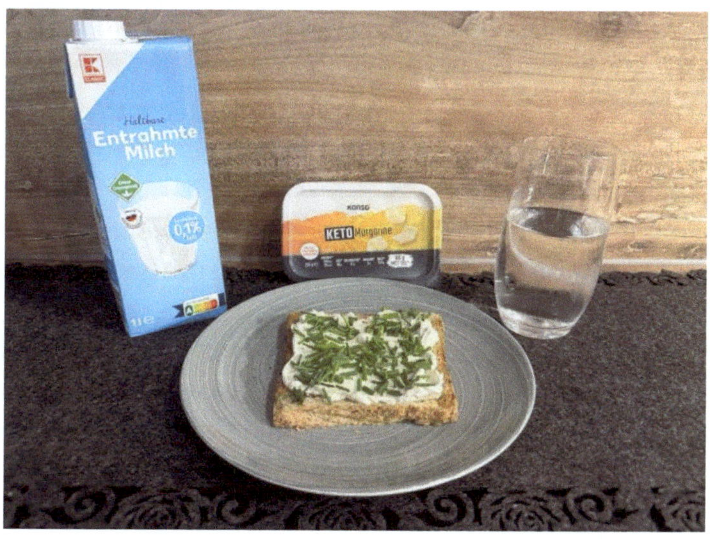

Ich bekomme oft Anfragen, wie ich damit zurechtkomme,
immer so **auf meine Ernährung achten** zu müssen.

Nun, mittlerweile weiß ich, wenn ich einkaufen gehe, welche Produkte viel oder wenig Fett haben. Wenn nicht,
schaue ich halt auf die Verpackung beziehungsweise auf
das Zutatenverzeichnis.

Hier habe ich festgestellt, dass die Zutatenverzeichnisse oft kaum zu lesen sind. Sie sind sehr klein geschrieben und oft auch noch in einer Fremdsprache.

Mich persönlich interessiert ja nur der Fettanteil auf dieser Liste. Doch wenn sich jemand auch noch für Kohlenhydrate, Zucker oder Salzanteile interessiert, wird es umso unübersichtlicher. Zumal diese Verzeichnisse oft verwirrend sind, da die Mengenangaben variieren.

Auch hier hat es sich bewährt, lieber öfter **selbst zu kochen**, als Fertigprodukte zu kaufen.

Im Laufe der Jahre hat sich mein Essverhalten dahingehend verändert, dass ich mehr auf Fettanteile in gekauften Produkten achte.

Was mir immer noch Probleme bereitet, ist, wenn wir Essen gehen. Hier versuche ich immer das **fettärmste Gericht** auszusuchen.

Ehrlich gesagt, fällt mir das nicht immer leicht. Ich liebe zwar Salate, aber auch hier muss ich unter anderem Mais, Oliven oder Käse weglassen. Und natürlich gibt es auch kein Sahnedressing für mich.

Auch sollte ich regelmäßiger zur Blutwertkontrolle, um mein Gesamteiweiß zu kontrollieren.

Aber auch hier bin ich nicht mehr so akribisch. Man könnte auch sagen, ich bin entspannter.

Alles ist eh immer nur ein tagesaktueller Ist-Wert.

Ich versuche mehr **auf meinen Körper zu hören** und der weiß ganz genau, was ich vertrage und was nicht. Was ich dann daraus mache, entscheide ich. Mal mehr, mal weniger gut.

Jeden Morgen, wenn ich erwache, kann ich neu entscheiden, wie mein Tag und auch meine Ernährung verläuft. Das gibt mir ein wunderbares Gefühl von Entscheidungsfreiheit und das wünsche ich jedem Leser.

Du kannst nicht zurückgehen
und den Anfang ändern,
aber du kannst jetzt neu anfangen
und das Ende ändern.
(C. S. Lewis)

KAPITEL 6

FITNESS

Sport und Bewegung sorgen zum einen für eine höhere Lebenserwartung. Aber auch zahlreichen Krankheiten kann so vorgebeugt werden. Zudem verhelfen sie einem zu mehr Wohlbefinden.

Ein Bestandteil der Komplexen Physikalischen Entstauungstherapie (KPE) ist Bewegung.

Die KPE besteht aus

* *Manueller Lymphdrainage (ML)*
* *Kompressionstherapie*
* *Bewegungstherapie*
* *Hautpflege*
* *Selbstmanagement und Aufklärung*

Bewegung ist unerlässlich, damit auch die Lymphe ausreichend mobilisiert wird. Da das Lymphsystem nicht wie das Herz über eine Pumpe verfügt, welche die Flüssigkeit bewegt, muss das Lymphsystem aktiv stimuliert und die Lymphflüssigkeit vorangeschoben werden.
So wird Lymphflüssigkeit besser abtransportiert, die Beweglichkeit nimmt zu und die Stimmung steigt.

Warum es sich lohnt, sich zu bewegen, und das auch mit zunehmendem Alter und mit Einschränkungen, möchte ich anhand von ein paar Beispielen erläutern:

Als Kind habe ich es geliebt, Rollschuh oder im Winter Gleitschuh zu fahren, zu klettern, überhaupt mich zu bewegen. Ich war ein Kind von vielen. Ich habe nicht bemerkt, dass ich anders war.
Erst als ich im Grundschulalter oft in die Herzklinik nach Düsseldorf musste, begann ich zu realisieren, dass irgendetwas mit mir nicht stimmt. Und als dann noch das „anders aussehen" dazukam, machte mich das zurückhaltender.

Mit den Jahren und beginnenden Begleiterkrankungen wurde ich vorsichtiger und irgendwann traute ich mir kaum noch etwas zu.
Wasser war immer zu gefährlich, wegen der Gefahr eines Erysipels (Wundrose).
Rollschuhlaufen, Eislaufen und Skilaufen mochte ich gerne, doch hier war die Gefahr zu groß, im ödematisierten Bein einen Bruch zu erleiden.
Joggen war mir einfach zu langweilig und durch meine Herzerkrankungen kaum durchführbar – weit kam ich eh nicht.
Ballsportarten wie Badminton oder Tennis sollte ich nicht machen, da ich zu viele Probleme mit der Wirbelsäule hatte - mehrere Bandscheibenvorfälle.
Tanzen habe ich immer gerne gemacht. Hier hatte ich allerdings das Problem, dass ich gravierende Koordinierungs-

schwierigkeiten habe, also rechts und links, oben und unten vertausche.

Doch mein Glas ist immer **halb voll** und nicht halb leer. Unter Fitness verstehe ich mittlerweile eher **gelenkschonende Sportarten** wie Fahrradfahren, Gymnastik oder Spazierengehen und ich habe das auch akzeptiert. Das geschieht natürlich alles in der Kompressionsversorgung.

Doch nicht zu vergessen: Es ist nicht wesentlich, für welche Art von Bewegung Sie sich entscheiden – vor allem sollte es Spaß machen!

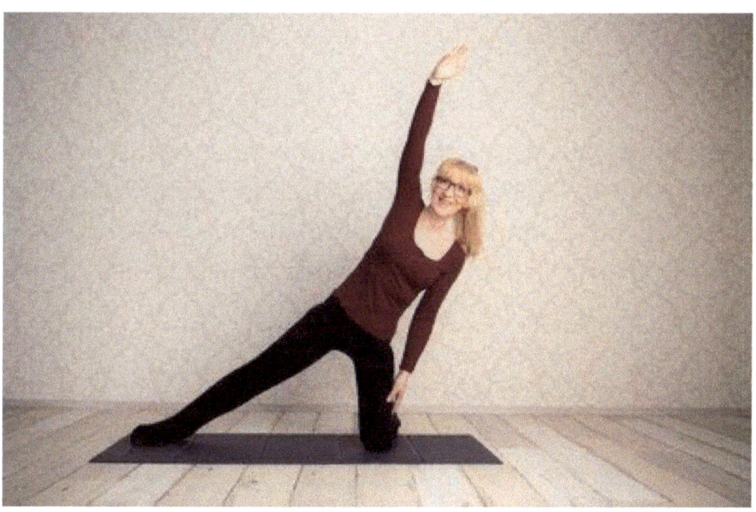

Ich habe mir angewöhnt, 2- bis 3-mal in der Woche **Fitness online** zu machen. Da schaut mir keiner zu und ich kann es in meinem Tempo machen. Ich habe keine Anfahrtswege und kann mir mein Programm selbst zusammenstellen. Hier ist das Angebot riesengroß.

Für mein Krankheitsbild sind Bauch- und Rückenübungen sehr gut, da ich durch die zunehmende Beweglichkeit ein Gefühl von Leichtigkeit verspüre.
Und die gezielten **Atemübungen** beim Yoga sind fast wie eine manuelle Bauchtiefdrainage.

Auch fahre ich, wenn es das Wetter zulässt, gerne **Fahrrad**. Sicherlich keine großen Strecken, da durch die Kompression immer wieder mein Fuß einschläft beziehungsweise der Druck am Außenknöchel des Fußes oft sehr stark schmerzt.
Aber so wird mein Radius größer und neugierig war ich schon immer.
Meine Tochter und ich haben uns letztes Jahr ein **E-Bike** zugelegt. So sind auch entferntere Ausflugsziele gut zu erreichen.

Spazierengehen ist erst, seit ich meine kleine Bichon-Hündin Motte habe, ein Thema. Hier kann der Weg manchmal nicht lang genug sein. Und ein Abendspaziergang bringt die Gedanken des Tages oft wieder ins Gleichgewicht.

Wer gerne digital unterwegs ist, dem kann ich auch die kostenlose **curaflow-App** von Bauerfeind empfehlen.
Hier gibt es ein Bewegungsprogramm und viele Expertentipps für Betroffene mit Lymphödem und Lipödem.
Ich empfinde es als entspannend, mit zunehmendem Alter nicht mehr mithalten oder neue Trendsportarten ausprobieren zu müssen.

Ich weiß aber auch, dass mich die Bewegung fit hält und ich es mir immer wieder neu aussuchen kann, wann und wie oft ich mich bewege.

Yoga wird derzeit immer mehr als empfehlenswerte Sportart in der Behandlung eines Lymphödems diskutiert. Einerseits wird den Atemtechniken eine abflussfördernde Wirkung zugesprochen, andererseits haben auch viele der Asanas (Yoga-Übungen) eine positive Wirkung auf den Lymphabfluss.
Auch die meditative Wirkung von Yoga und die damit verbundene Stressreduktion wirkt sich positiv nicht nur auf Lymphpatienten aus.
Bei körperlichen Einschränkungen ist **Yoga auf dem Stuhl** sehr beliebt. Fast jeder kann diese Übungen ausführen und die Gefahr, sich zu verletzen, ist niedrig.
So kann man aktiv etwas für Körper, Geist und Seele tun. Und es gilt der Leitspruch: „Solange du atmen kannst, kannst du Yoga üben."

Wer wenig Platz hat, aber gerne zu Hause Sport machen möchte, für den ist vielleicht dieses Sportgerät geeignet:
Das **Minitrampolin** ist eine sehr einfache, aber wirksame Methode, das Lymphsystem in Bewegung zu bringen. Ohne sich verausgaben zu müssen oder unnötig ins Schwitzen zu geraten, gehört das Minitrampolin dennoch zu den effektivsten Geräten zur Stimulierung des Lymphsystems.
Insbesondere das Schwingen und Federn auf einem Minitrampolin ist eine sehr effektive Übung für das Lymphsystem. Große Sprünge sind hierbei nicht nötig, sanftes Auf- und Abfedern genügt. Grund hierfür ist, dass der

ständige Wechsel von Schwerelosigkeit und leichter Belastung des Gefäßsystems für einen stetigen Wechsel von Anspannung und Entspannung der Muskulatur sorgt.
Und das bei jedem Wetter.

Mit meiner Enkelin habe ich den Trendsport des Jahres 2021 ausprobiert: **Hula-Hoop.**
Schnell kamen Kindheitserinnerungen hoch.
Aber auch nach vielen Jahrzehnten konnte ich mit etwas Übung den Reifen um die Hüfte schwingen. Zum einen trainiert man seine Ausdauer, aber auf angenehme Weise auch die Tiefenmuskulatur von Bauch und Rücken. Zudem verbrennt es ordentlich Kalorien und der Spaßfaktor ist unbezahlbar.
Zu Musik macht das Schwingen noch mehr Freude.

Und das Folgende geht immer: Machen Sie zwischendurch **Fußgymnastik.** Auch unter dem Bürotisch oder im Flugzeug, sogar beim Fernsehen kann man unauffällig die Füße bewegen und die Schuhe ausziehen, wann immer es geht.
Als Hilfsmittel habe ich mir einen **Bein- und Venentrainer** angeschafft. Der steht unter meinem Schreibtisch und so kann ich durch Wippen die Wadenmuskulatur und meinen Kreislauf stärken.

Bewegung ist zwar sehr wichtig, aber auch die **Entspannung** darf nicht zu kurz kommen.
Dafür habe ich mir eine medizinische Massageliege angeschafft. Ob Ganzkörpermassage, Fußreflexzonenmassage oder Anregung des Lymphflusses - hier entscheide ich

spontan, was ich gerade brauche. So kann ich mich jederzeit nach getaner Arbeit regenerieren.

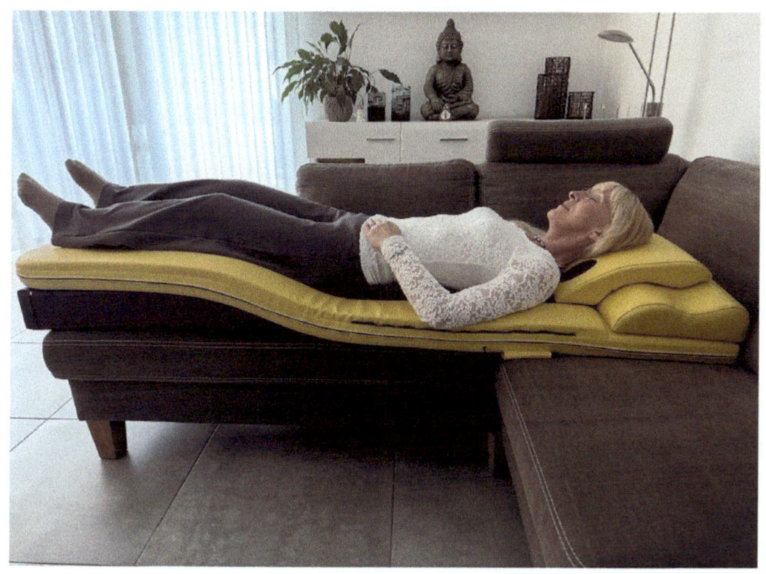

2. SPORT IM ALTER

Sport kann in **jedem Alter** betrieben werden.
Mit schonenden Sportarten und der richtigen fachlichen
Anleitung kann Bewegung die Gesundheit unterstützen.
Das Training von Ausdauer, Kraft und Beweglichkeit fördert
den Muskelaufbau, das Herz-Kreislauf-System und den
gesamten Bewegungsapparat.

Alt werden wollen alle, aber alt sein will keiner. Doch ab
wann ist man eigentlich alt oder ein Senior?
Und macht es einen Unterschied, ob ich in jungen Jahren
mit einem Lymphödem Sport treibe oder im Alter?

Mit **gesunder Ernährung und ausreichend Bewegung** können die Menschen jedoch heute länger jung bleiben als noch vor 50 Jahren.

So bin ich also mit 62 Jahren schon im Übergang ins Alter. Ich möchte gewappnet sein, für weitere gesundheitliche Einschränkungen, die gewiss kommen werden. Die ich aber hinauszögern möchte, denn ich will so lange wie möglich eigenständig bleiben und weder meine Familie noch einen Pflegedienst für irgendwelche Leistungen in Anspruch nehmen müssen.

Denn es ist bewiesen: Sport im Alter hat zahlreiche **Vorteile für uns Ältere**.
Es senkt das Übergewicht, den Blutdruck, Diabetes und das Risiko für Schlaganfall oder Herzinfarkt.

---

[28] *Quelle: WHO-Broschüre „Aktiv altern – Rahmenbedingungen und Vorschläge für politisches Handeln", April 2022.*

Auch bei der **Prävention** von Osteoporose und weiteren Gelenkerkrankungen wie zum Beispiel Arthrose ist Sport von großem Vorteil. Es werden Muskeln aufgebaut. Auch beugt es Verletzungen wie Stürzen oder Unfällen vor. Zudem fördert es die **geistige Gesundheit**, beugt Depressionen vor und oft wird auch der Schlaf besser.

Vielleicht ist ja ein **Präventionskurs nach § 20 SGB V** etwas für Sie. Hier können Sie in Gruppen an Kursen zu Fitness, Entspannung oder Abnehmen teilnehmen. Die Krankenkassen übernehmen die Kursgebühr pro Jahr vollständig oder anteilig.

Wenn wir das alles wissen, wieso wird dieses „Mittel Sport" oft nicht oder zu wenig genutzt? Dazu nun mehr.

3. DER INNERE SCHWEINHUND

Auch in meinem vorherigen Buch „Leben mit dem Lymphödem" gab es ein Kapitel zum **„inneren Schweinehund"**. Oft meldet er sich, wenn wir überarbeitet sind, Stress haben oder er uns mahnt, einfach mal zur Ruhe zu kommen.

> *„Woher kommt der Ausdruck? Der „innere Schweinehund" beschreibt sinnbildlich die Willensschwäche einer Person, die sie daran hindert, unangenehme Aufgaben anzupacken. Um ihn zu überwinden, wird Selbstdisziplin benötigt."*[29]

---

[29] Quelle: *https://www.galileo.tv/life/schlaumeier-gesucht-warum-kaempfen-wir-gegen-den-inneren-schweinehund/.*

Wie in meinem vorherigen Buch schon berichtet, geht es auch mir immer wieder einmal so, dass er zuschlägt. Der Anfang ist gemacht, doch nach einiger Zeit meldet sich meine **Komfortzone**.

Versuchen wir doch, aus einer unangenehmen Aufgabe eine angenehme zu machen.

Wie können wir nun unseren Schweinehund überwinden? Wie vorbeugen?

Immer noch funktioniert bei mir der Eintrag in meinem **Terminplaner**. Hier stehen alle beruflichen, aber auch privaten Termine. Von Arztterminen über Enkelbesuche, Theateraufführungen bis zum gemeinsamen Haldenaufstieg ist alles genau festgelegt.

Das brauche ich für meine Tagesstruktur. Denn der erste Blick am Morgen geht immer in meinen Terminplaner. Das gibt mir Halt und Sicherheit und ich bin stolz, wenn ich alle Termine am Tag geschafft habe. Genüsslich streiche ich diese dann abends durch. Das macht mich einfach stolz.

Ich bin jemand, der gerne **allein Sport** treibt.

Daher bin ich vom Internet-Angebot begeistert. Ich kann mir aussuchen, wozu ich gerade Lust habe, welche Beschwerden ich habe und wie viel Zeit ich investieren möchte. Jederzeit neu.

Für viele Menschen ist es allerdings wichtig, in **Gruppen Sport** zu treiben.

Gott sei Dank gibt es nach Corona wieder viele Sportvereine oder auch Volkshochschulen, die unterschiedliche Kurse anbieten. Fitnessstudios boomen auch.

Vielleicht finden Sie jemanden, der das **gleiche Ziel oder Interesse** hat. Gemeinsam macht alles doppelt so viel Spaß und motiviert enorm.

Bei bestimmten Erkrankungen wie zum Beispiel Diabetes, starkem Übergewicht, Osteoporose, Beschwerden am Bewegungs- oder Stützapparat können Sie sich eine Verordnung vom Arzt für **Reha-Sport** ausstellen lassen.

„Rehabilitationssport (kurz: Reha-Sport) und Funktionstraining sind Sport- und Bewegungsangebote, die ärztlich verordnet werden können. Reha-Sport trainiert den gesamten Körper und soll nach einer Erkrankung/Operation die frühere Belastbarkeit wiederherstellen. Funktionstraining stärkt durch bewegungstherapeutische Übungen insbesondere Muskeln und Gelenke. Die Maßnahmen dauern je nach Erkrankung und Kostenträger in der Regel 6 Monate bis 3 Jahre.“ [30]

Da gibt es dann Gymnastik- und Wassergymnastikgruppen, Herzgruppen und viele weitere. Sprechen Sie am besten mit Ihrem Arzt darüber.

Mehr dazu finden Sie unter www.rehasport-online.de.

Ich mache es immer noch so, dass ich meine **Sportsachen** im Kofferraum meines **PKW** habe. Das hat sich bis dato bewährt. Ich kann also nie sagen, dass ich aus diesem Grund keine geeignete Kleidung dabeihabe. Und wenn es nur die Regenjacke oder Sportschuhe für den Notfall sind.

---

[30] *Quelle: https://www.betanet.de/reha-sport-und-funktionstraining.html.*

Was auch gut klappt, ist zu überlegen, **warum** man **Sport machen** möchte. Abnehmen? Mehr Beweglichkeit? Ausdauer und Kondition?

Dann kann man das nämlich konkretisieren. Also etwa: 5 Kilo abnehmen in 3 Monaten oder weniger Schmerztabletten einnehmen bei ständigen Rückenbeschwerden. Oder auch längere Strecken schaffen.

Diese **Ziele** am besten schriftlich festhalten, mit einem Fixtermin.
Stecken Sie sich Etappenziele, das motiviert.
Kommunizieren Sie das auch nach außen gegenüber Freunden und Bekannten. So sind Sie eher motiviert, an gesteckten Zielen zu arbeiten.

Schon 2016, zur Zeit meines ersten Buchs, habe ich folgende „kleine" **Bewegungseinheit** in meinen Alltag eingebracht: Mein Auto stelle ich nicht mehr direkt vor dem Geschäft oder einer Verabredung ab, sondern suche mir einen weit entfernten Parkplatz.
Denn jeder Schritt zählt.

Apropos Schritte: Zum Geburtstag habe ich von meiner Tochter einen **Schrittzähler** geschenkt bekommen und bin überrascht, wie viele Schritte am Tag zusammenkommen. Das motiviert enorm und veranlasst mich, diese immer noch zu steigern.
Diese Schrittzähler gibt es in großer Auswahl und in jeder Preisklasse.

Neuerdings kommt hinzu, dass ich 3-mal am Tag mit meinem **Hund spazieren gehe,** und ich genieße das sehr.
Auch wenn ich manchmal keine Lust habe oder wenn das Wetter zum „Drinnen bleiben" verlockt.
Es motiviert mich, auch mal andere Strecken zu gehen und Neues zu sehen.
Zudem interagiert man mit anderen Hundebesitzern, hat nette Gespräche und es entwickeln sich Kontakte.

Auch wie schon in meinem Buch von 2016 erwähnt:
Erkennen Sie die vielen Vorteile von Bewegung. So tun Sie etwas Gutes für **Körper, Geist und Seele**, bauen Stress ab und verlieren ganz nebenbei auch noch einige Kilos. Sport, gut dosiert und richtig ausgeführt, ist gut für die Lymphe und beugt „Alters-Wehwehchen" vor.

Jeder hat gesagt:
Das geht nicht.
Ich habe es einfach getan
und es ging hervorragend.
(Unbekannt)

KAPITEL 7

MINIMALISMUS

Schon seit Längerem beschäftige ich mich mit dem Thema **„weniger ist mehr"** - heute auch als Minimalismus bezeichnet.

> *Minimalismus heißt, sein Leben aufzuräumen und Struktur zu schaffen. Struktur bedeutet Übersicht, Klarheit und Fokus auf wichtige Dinge. Minimalismus ist, kurz gesagt, die Antwort auf die Frage, welche Dinge, aber auch welche eingesetzte Zeit in Ihrem Leben wirklich einen Mehrwert für Sie haben.*

Im Grunde geht es darum, unnötige Dinge abzubauen, um mehr Zeit und Raum für das Wesentliche im eigenen Leben zu finden.
Minimalismus **schafft Platz** für neue, aufregende Dinge.

Doch wie schafft man das in dieser vielfältigen und reizüberfluteten Welt?
Ändert sich die Einstellung zum Sammeln und Horten mit zunehmendem Alter?
Und brauche ich als chronisch Kranker weniger als gesunde Menschen?

Fast jeder Mensch besitzt Tausende von Dingen und die wenigsten werden wirklich gebraucht.

Vor allem mit steigendem Alter wächst auch der Besitz. Erinnerungsstücke von Verwandten, Bilder der Kinder und Enkelkinder oder Bücher, die zu schade sind, um sie wegzuwerfen.

Von der Garderobe ganz zu schweigen. Das könnte man ja alles noch gebrauchen oder „da passe ich irgendwann noch einmal rein".

Die Schränke voll mit Porzellan, am besten 24-teilig, das seit vielen Jahren nicht mehr benutzt wurde.

Auf dem Dachboden vollgepackte Kartons, an deren Inhalt sich keiner mehr erinnert.

Ich arbeite auch als Testamentsvollstreckerin und muss im Zuge dessen häufig Haushalte auflösen.

Die Erben, oft Kinder oder Verwandte, sind mit diesen Dingen schnell überfordert. Jeder hat schon alles und am Ende wandern all diese Schätze in den Container.

Das ist wenig wertschätzend der Generation gegenüber, die für ihr Geld hart arbeiten musste und sehr sparsam lebte.

Die Eltern wohnen häufig in großen Häusern mit gepflegten Gärten und es überfordert sie, alles sauber zu halten.

Die Babyboomer (in den Jahren 1946 bis 1964 geboren) sehen, was passiert, wenn das alles nicht mehr sauber gehalten und gepflegt werden kann.

Sie wollen nicht Sklave ihrer Häuslichkeit sein.

Sie wünschen sich eine Wohnung, die ihnen, auch mit körperlichen Einschränkungen, einen möglichst langen Verbleib in den eigenen vier Wänden garantiert.

Der Run nach **barrierefreien Wohnungen**, oft auch mit Minigärten oder großem Balkon, hat begonnen. Hier ist die Nachfrage jetzt schon größer als das Angebot.

Diese haben dann allerdings meist weniger Quadratmeter als das jetzige große Haus.

So wird dann, allein aus Platzgründen, im Vorfeld ausrangiert, was nicht mehr gebraucht wird.

Oft werden nun unliebsame oder nicht mehr benötigte Dinge verkauft oder verschenkt.

Jemandem **etwas Gutes zu tun**, macht glücklich und es wirkt befreiend, sich von Ballast und Altlasten zu trennen.

Ein weiterer Vorteil: Wer sich verkleinert, **spart Geld**, zum Beispiel in Form von Mietkosten, Heizung oder Strom.

Auch ist ein häufiger Ansatzpunkt, den Angehörigen damit nach dem Tod nicht zur Last zu fallen. Also den Prozess des Ausmistens nicht den Hinterbliebenen zu überlassen, sondern **selbstständig zu entscheiden**, was behalten wird und in den letzten Lebensjahren noch Freude bereitet.

Vor 4 Jahren bin ich von einer über 100 qm großen Wohnung in eine knapp 60 qm große Wohnung - allerdings allein - gezogen. Hier musste ich mich notgedrungen von einigen Dingen trennen. Allerdings bereitete mir das keine Angst, sondern je mehr ich aussortierte, desto mehr Freude hatte ich.
Es half mir herauszufinden, ob ich wirklich so viel brauche oder ob ich auch mit weniger klarkomme.
Ich nahm mir jedes Teil vor und überlegte, ob ich es wirklich brauche. Das Spannende war, dass ich im Vorfeld schon nur wenige Möbelstücke bestellt hatte und es passte auch nur so viel in die Wohnung hinein, wie ich wirklich brauchte.

Da ich eh schon Probleme mit Reizüberflutung habe – Weihnachten im Kaufhaus verliere ich jegliche Orientierung –, überkam mich bei jedem aussortierten Teil ein **positives Gefühl**. Das hätte ich mir vor einigen Jahren noch nicht vorstellen können.
Vielen konnte ich mit meinen Altlasten eine **große Freude** bereiten. Das gab mir ein gutes Gefühl.

Auch jetzt, nach 4 Jahren Erfahrung, sortiere ich regelmäßig aus. So weiß ich, was dazugekommen ist und ob ich das noch brauche.
Es gibt keine weiteren Stauflächen, sodass ich mit dem vorhandenen Platz auskommen muss.
Qualität statt Quantität.

Vereinfachung ist kein einmaliger Prozess, sondern eine kontinuierliche Haltung. Das braucht **Regelmäßigkeit**, damit man nicht wieder in alte Gewohnheiten zurückfällt.

Es ist mir wichtig, dass jedes Teil seinen **festen Platz** hat. So steckt der Schlüssel immer in der Haustüre, die Brillen im Kästchen in der Küche und die Handtasche an der Garderobe. Ich mag es einfach und klar und möchte meine Zeit nicht mit Suchen vergeuden.

Lange habe ich auch noch die alten Kompressionsversorgungen gesammelt, „man weiß ja nie …". Nachdem ich diese Kiste aussortiert hatte, wusste ich genau, wo ich noch Kompressionsstrümpfe habe, die auch wirklich passen und nicht schon kaputt sind.
Wunderbar, jetzt braucht es nur noch einen Griff und es gibt **kein lästiges Suchen und Ausprobieren** mehr. Denn jede und jeder Betroffene weiß, wie langdauernd und anstrengend es ist, die Kompressionsversorgung anzuziehen.

Dieses Konzept hilft mir auch, leichter in meine **Routinen** und Prioritäten zu finden. Denn das ist das Wichtigste in meinen Leben.
Aufräumen ist **Wellness für meine Seele**.
Denn Minimalismus ist nicht nur eine Reduzierung, sondern auch eine Erweiterung: eine Erweiterung für mehr Zeit, mehr Lebensqualität, mehr Freude und mehr Gesundheit.

Viele meiner Freunde lassen sich gerne auf den neuen Tag ein. Sie lieben die Abwechslung.
Für mich oder auch vielleicht für meine Gesundheit ist ein **alltäglicher Rhythmus** oder auch Routine sehr wichtig.

Routine: Handlung, die durch mehrfaches Wiederholen zur Gewohnheit wird.

Vor Kurzem habe ich ein Video eines sehr bekannten Speakers gesehen, der die These vertritt, dass er große Erfolge für sich verbucht mit einer morgendlichen Routine aus den Bereichen Sport, Trinken, Meditation und Gehirn.

Daraufhin habe ich meine **Morgenroutine** dahingehend überprüft.
Wenn ich morgens wach werde, entferne ich zuerst meine Kompression – oft nur den Nachtstrumpf oder auch die komplette Bandage – und gehe unter die Dusche. Das mache ich grundsätzlich jeden Tag.
Direkt im Anschluss desinfiziere ich den Fuß, creme mich ein und ziehe meine Kompression an. Also zuerst die Zehenkappe, dann den Leistenstrumpf und die Strumpfhose darüber.
Das wird für mich immer mehr zum Sportprogramm. Ging mir das vor einigen Jahren noch ohne Probleme in kürzester Zeit im Stehen von der Hand, benutze ich mittlerweile das Bett dafür.

Nach dem Anziehen bereite ich meinen Kamillentee und ein großes Glas Wasser mit Vitamin C vor. So trinke ich genügend und unterstütze mein Immunsystem.

Das anschließende Frühstück und Lesen der Tageszeitung lenkt mich von meinen ständigen Gedanken ab, was heute noch alles zu erledigen ist. Hier lade ich meinen Akku für den Tag auf.

Auch das Frühstück selbst bedeutet für mich Routine.

Also versuche ich immer das Gleiche zu essen. Was mir auch schon jahrelang gelingt. Für meine Verdauung ist das positiv, denn durch das Darmlymphödem ist es wichtig, den Bauchraum freizubekommen. Fettfrei zu essen, ist bei mir an der Tagesordnung. So ist die Gefahr, Durchfälle, Übelkeit, Bauchkrämpfe oder zusätzliche Stauungen in Bein und Becken zu bekommen, geringer.

Am besten geht es mir allerdings, wenn ich nichts esse. Nur ist das nicht umsetzbar und dafür esse ich auch zu gerne. Gemütlich mit Freunden zu essen und zu trinken, bedeutet für mich Lebensqualität. Natürlich dann Gerichte so fettfrei wie möglich.

Zum Schluss nehme ich mir meinen Planer vor und stimme mich auf den Tag ein.

So sieht mein idealer Tagesbeginn aus.

Ein früher Termin, zum Beispiel beim Arzt, bringt mich beziehungsweise meinen Körper aus dem Gleichgewicht. Aber da ich meine Termine selbst steuern kann, versuche ich diese anzupassen.

Warum brauchen mein Körper und ich diese Routine?
Sie gibt mir im Alltag **Sicherheit und Struktur**, auch in Bezug auf meine Erkrankung.

Ich brauche Struktur, Übersicht und Klarheit. So ist es auch mit dem Lymphödem. Auch hier habe ich im Laufe des Lebens eine klare Struktur bekommen.
Morgens nach dem Duschen ziehe ich immer meine Kompression an, creme mich gründlich ein und gehe regelmäßig zur Lymphdrainage, auch wenn ich dazu manchmal meinen inneren Schweinhund überwinden muss. Aber mittlerweile weiß ich, wie mein Körper bei Unregelmäßigkeiten reagiert. Das versuche ich zu vermeiden.
Für mich gilt: wie im Äußeren, so im Inneren.

Von der Deko bis zum Inhalt meines Kleiderschranks lebe ich minimalistisch und fühle mich wohl und frei. Entlastung im Äußeren und keine gefühlte Belastung mehr.

Auch habe ich immer schon sehr wenig ferngesehen, heute noch viel weniger, und genieße so die Ruhe und kann in mir ruhen, ohne äußere Einflüsse.

Was ich noch ändern möchte, sind die Social-Media-Aktivitäten. Neugierig wie ich bin, kann ich mich in interessanten Berichten verlieren.
Ich beginne hier im Kleinen und lösche regelmäßig alte Dateien, Fotos oder ungenutzte Apps von meinem Handy.

Ich glaube, bei vielen Erkrankungen ist eine gewisse Routine von Vorteil.

Und gerade bei einem Lymph- oder Lipödem sind **Routinen** wichtig.
Wie sitzt die Kompression? Haben sich meine Umfänge verändert? Brauche ich eine andere Versorgung?
Mit den Jahren werden Erfahrungen gesammelt und wird zusammen mit der Sanitätsfachfrau oder dem Sanitätsfachmann die Kompressionsversorgung **optimiert**.
Sich immer wieder zu sagen, wie wichtig die regelmäßige Lymphdrainage ist, auch wenn man mal wieder keine Lust hat und die Zeit jetzt gerne anders verbringen möchte.
Selbst bandagieren oder Handgriffe zur eigenen Lymphdrainage zu lernen, um **unabhängig** zu werden.

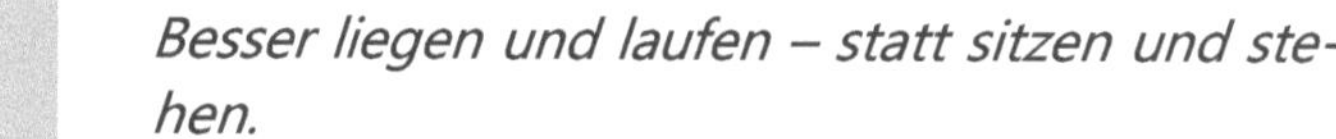

Besser liegen und laufen – statt sitzen und stehen.

Es braucht allerdings viel mehr als das regelmäßige Tragen der Kompressionsversorgung, die manuelle Lymphdrainage oder auch die Hautpflege.
Es braucht ein gutes **Selbstmanagement**, um sich das immer wieder vor Augen zu halten und durchzuhalten.
Doch es gilt auch: Je mehr Erfahrungen man sammelt, desto eigenverantwortlicher und selbstbestimmter kann man sein eigenes Leben – trotz Krankheit – managen.

Es gibt viel Literatur, zahlreiche Internetseiten, Blogs oder Selbsthilfegruppen, um sich krankheitsbezogenes Wissen anzueignen oder sich zu vernetzen. Der **Austausch** mit Gleichgesinnten ist für Körper, Geist und Seele sehr wichtig. Auch Sie können durch Ihre eigenen Erfahrungen anderen Betroffenen Mut und Unterstützung geben.

Werden Sie zum Experten Ihrer eigenen Krankheit!

Sich regelmäßig zu bewegen, trotz Schmerzen und Einschränkungen, bringt langfristig mehr Energie und unterstützt den Lymphfluss.
Beginnen Sie mit **kleinen Schritten**, schnell wird es dann zur Routine.
Benutzen Sie anstelle des Aufzuges die Treppe und fangen Sie erst einmal mit einer Etage an.
Jeder Erfolg stärkt das Selbstbewusstsein.
Sie müssen sich und anderen nichts mehr beweisen, Sie machen es nur für sich.

Bauen Sie sich genügend **Erholungspausen** ein, denn oft stehen wir vor Problemen wie der Suche nach einem neuen Lymphtherapeuten oder dem Nichtsitzen der Kompressionsversorgung, die eine schnelle Entscheidung erfordern.

Wer noch berufstätig ist, hat vielleicht die Möglichkeit des Homeoffice, um die Lymphödem-Routinen zu erleichtern.

Wer schon die Erwerbstätigkeit beendet hat, kann jetzt die vermehrte Freizeit genießen.

Nutzen Sie die vielen Naherholungsgebiete und gehen Sie öfter mal spazieren. Das kostet nichts und tut nicht nur der Seele gut, sondern sorgt auch für Entspannung. Und vielleicht finden Sie einen Gleichgesinnten, der wie Sie jetzt endlich Zeit dafür hat.

Tägliche Routinen können die Lebensqualität und den allgemeinen Gesundheitszustand maßgeblich verbessern.

Denn durch Eigenverantwortung und Selbstbestimmtheit fühlen Sie sich sicherer und **steigern Ihre Lebensqualität**.

Das Glück liegt in uns,
nicht in den Dingen.
(Buddha)

Kapitel 8

Zukunft

Seit der Veröffentlichung meines Buches „Leben mit dem Lymphödem" sind mittlerweile 8 Jahre vergangen.
Was gibt es Neues in der **Erforschung** der Krankheit Lymphödem? Und wie sieht es in der Zukunft aus?
Welche **Studien** gab es in letzter Zeit und was sind deren Ergebnisse?

Zum Beispiel hat das Institut für Qualität und Wirtschaftlichkeit im Gesundheitswesen (IQWiG) 2022 eine Studie erstellt mit der Fragestellung: **„Fortgeschrittenes Lymphödem: Lassen sich durch nicht medikamentöse Verfahren die Symptome lindern?"**[31]

Was sich spannend anhört und vielleicht sogar die Zukunft von Lymphpatienten positiv beeinflussen kann, ist die Entwicklung der Firma Lymphatica Medtech mit dem **LymphoDrain**.

Aber auch was Sie selbst machen können, egal ob und welche Krankheit Sie haben, damit Sie jederzeit selbstbestimmt handeln können, erfahren Sie in diesem Kapitel.

---

[31] *Quelle: https://www.iqwig.de/presse/pressemitteilungen/pressemitteilungen-detailseite_69251.html.*

1. STUDIEN

Bei der Recherche nach Studien in Bezug auf die Erkrankung Lymphödem bin ich unter anderem auf folgende gestoßen:

Schon **2018** erschien die **„Prospektive [vorausschauende] Studie zur operativen Therapie des Beinlymphödems"**.[32] Hier wurden drei operative Möglichkeiten, „autologe Lymphgefäßtransplantation nach Baumeister", „autologe supraklavikuläre Lymphknotentransplantation" sowie die „lympho-venöse Anastomose nach Koshima" miteinander verglichen.

Es wurden 16 Patienten mit sekundärem Beinlymphödem im Zeitraum von ca. 1 Jahr postoperativ (nach einer Operation) anhand von Messungen und Fragebögen untersucht.

Ziel war es, die Lebensqualität anhand der drei Verfahren postoperativ zu ermitteln.

Als Ergebnis sind alle mikrochirurgischen Verfahren ein gutes therapeutisches Mittel, um eine Symptomlinderung und eine Steigerung der Lebensqualität zu bewirken. Keines der untersuchten Verfahren konnte als überlegen eingestuft werden.

Es ist allerdings immer erst eine sorgfältige Anamnese und Befunderhebung von zentraler Bedeutung.

---

[32] *Aus der Klinik für Unfallchirurgie, Orthopädie und Plastische Chirurgie (Prof. Dr. med. W. Lehmann) der Medizinischen Fakultät der Universität Göttingen: INAUGURAL-DISSERTATION zur Erlangung des Doktorgrades der Medizinischen Fakultät der Georg-August-Universität zu Göttingen, vorgelegt von Sophia Magdalena Weiß aus Duderstadt, Göttingen 2018: „Eine prospektive Studie zur operativen Therapie des Beinlymphödems".*

2022 hat das Institut für Qualität und Wirtschaftlichkeit im Gesundheitswesen (IQWiG) eine Studie erstellt mit der Fragestellung: **„Fortgeschrittenes Lymphödem: Lassen sich durch nicht medikamentöse Verfahren die Symptome lindern?"**

Eine Arbeitsgruppe des Instituts für Evidenz in der Medizin am Uniklinikum Freiburg hat für diesen Bericht 23 Studien identifiziert. Die meisten Studien untersuchten Frauen mit Brustkrebs. Entsprechend wurden mehr Arm- als Beinödeme untersucht.

Es wurden die Therapien Manuelle Lymphdrainage, Kompression, Sport und Hautpflege untersucht. Allerdings ohne mögliche unerwünschte Nebenwirkungen und Schäden der Behandlungen.

Anhaltspunkte für einen Nutzen fanden sich bei Kompression, Heimprogrammen, intermittierender pneumatischer Kompression und Operationen zum Lymphknotentransfer.

Im Prinzip das, was bis dato die führenden Lymphologen nach individueller Einschätzung auch empfohlen haben.[33]

Die **Österreichische Lymph-Liga** berichtet auf ihrer Internetseite zu bestimmten Medikamenten im Zusammenhang mit einem Lymphödem.[34]

Auch hier wird klar kommuniziert, dass der Einsatz von **Diuretika** (Entwässerungsmitteln) kontraproduktiv ist.

Eine mögliche entzündungshemmende Wirkung wird den **Enzymen** wie zum Beispiel Bromealin aus Ananas oder Papain aus Papaya zugeschrieben.

---

[33] *Quelle: https://www.iqwig.de/presse/pressemitteilungen/pressemitteilungen-detailseite_69251.html.*

[34] *Quelle: https://www.lymphliga.at/therapie-mit-kpe/additive-behandlung/medikamentoese-therapie/.*

Die 3-monatige Einnahme von **Flavonoiden** kann unterstützend wirken.

Selen wird kontrovers diskutiert.

Ich selbst nehme schon einige Jahre regelmäßig Selen zu mir. Seitdem liegt der Durchschnitt meiner Erysipele bei ca. einem pro Jahr. Ob das wirklich damit zusammenhängt, kann ich natürlich nicht wissen. Doch ich bin sehr froh darüber, da mein Durchschnitt vorher bei 3–5 Erysipele im Jahr lag.

Von **2022–2027** läuft noch die Studie des Universitätsspitals in Basel mit der Fragestellung: **„Wie lässt sich ein Brustkrebsbedingtes Lymphödem am effizientesten**

---

[35] Quelle: https://www.pflanzenforschung.de/de/pflanzenwissen/lexikon-a-z/flavonoide-646.

behandeln?"[36] In Zusammenarbeit mit betroffenen Patientinnen soll diese Studie eine wissenschaftlich fundierte Entscheidungshilfe für eine optimale Therapie liefern.

Derzeit gilt die Komplexe physikalische Entstauungstherapie (KPE) als das Mittel der Wahl. Dem gegenübergestellt werden die Operationsverfahren „lympho-venöse Anastomose" sowie die „vaskularisierte Lymphknotentransplantation".

Die Studie untersucht, ob eine chirurgische Behandlung eines chronischen Brustkrebsbedingten Lymphödems der alleinigen Komplexen Physikalischen Entstauungstherapie (KPE) überlegen ist.

2. Innovation in der Medizin (LymphoDrain)

In meiner Recherche zu medizinischen Fortschritten in der Lymphologie bin ich zufällig auf eine Schweizer Seite gestoßen.

Das Start-up **Lymphatica Medtech** arbeitet seit 5 Jahren an der Entwicklung eines Lymphdrainageprodukts, das in den Körper implantiert wird. Die Vision ist, dass die Behandlung irgendwann die Notwendigkeit einer Kompression ersetzen könnte.

Das wäre für Millionen Betroffene sicherlich eine herausragende Innovation.

Doch worum geht es genau?

Das Produkt heißt **LymphoDrain** und ist das weltweit erste seiner Art. Die Idee stammt von einem italienischen biome-

---

[36] *Quelle: Behandlung von Lymphödemen nach Brustkrebstherapie | Departement Klinische Forschung (unibas.ch).*

dizinischen Ingenieurpaar: Marco Pisano und Valentina Triacca.

Unter der Leitung von Professor Lucia Mazzolai am Universitätsspital Lausanne (CHUV) wurde in einem Pilotprojekt ein kleines flaches Gerät, eine Art Lymphdrainage, in den Arm von 10 Patienten mit sekundärem Armlymphödem implantiert. Anschließend wurde ein Katheter unter die Haut eingeführt und mit dem Implantat verbunden, das über einen am Oberarm des Patienten angebrachten Controller aktiviert wurde. Das gesamte System ist darauf ausgelegt, dass die gesunden Lymphgefäße und Venen die abgeleitete Flüssigkeit wieder aufnehmen können.

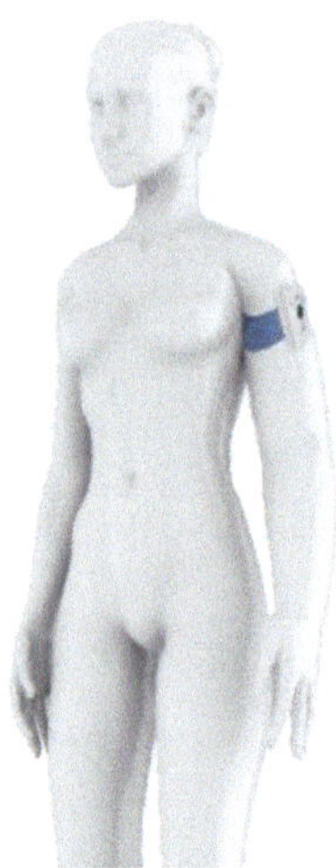

Abb. 3: LymphoDrain[37]

---

[37] *Quelle Abbildung 3: Lymphatica Medtech SA | Lausanne, Switzerland, https://lymphaticamedtech.com/ (Abdruck mit freundlicher Genehmigung des Inhabers der Bildrechte Lymphatica Medtech SA).*

128

Da mich diese neue Vorgehensweise sehr interessierte, schrieb ich Valentina Triacca eine E-Mail. In dieser schilderte ich ihr meine Erkrankung und dass ich gerne mehr Informationen hätte. Kurz darauf bekam ich auch eine Antwort und wir vereinbarten ein Zoom-Meeting.

Darin erklärte sie mir, was bisher schon gemacht wurde.
Sie haben sich darauf konzentriert, wie sie die **Notwendigkeit einer Kompression ersetzen** können, nämlich indem ein Fluss im Lymphsystem aus dem Körper selbst erzeugt wird.
Eine Herausforderung ist, dass das Produkt so minimalinvasiv wie möglich sein muss.
Die Lösung bestand darin, das kleine Gerät, das sich im Inneren des Gehäuses befindet, so klein wie möglich zu halten, sodass dadurch dem Patienten die Durchführung alltäglicher Aktivitäten erleichtert wird, da die Flüssigkeit ständig abgeleitet wird, erklärte mir Valentina Triacca.
So wird es sich um einen minimalinvasiven Eingriff handeln.

Das Gerät wurde jedem Patienten 8 Wochen lang implantiert und das Projekt lief fast 2 Jahre bis Mai 2023. Alle Patienten haben positive Erfahrungen mit der neuen Behandlung gemacht.
Im **Juni 2023** habe ich dann wieder eine E-Mail von Valentina enthalten, die wahrlich Hoffnung für viele Lymphpatienten macht.
Um noch mehr wertvolle Daten zu sammeln, gibt es die **Genehmigung, die Studie auf Patienten mit sekundärem Beinlymphödem auszudehnen**. Auch wurden viele Fördergelder bewilligt.

Das dreijährige Projekt hat das Ziel, LymphoDrain auf den Markt zu bringen und so eine neue Behandlungsmethode anzubieten und Lymphödem-Patienten zu helfen, ihre Freiheit wiederzuerlangen.

Sicherlich eine innovative, aber vielleicht auch mögliche Lösung für viele Patientinnen und Patienten.

Mehr Informationen dazu finden Sie hier:
- www.lymphaticamedtech.com
- www.lymphatica.ch

3. WEITERENTWICKLUNG UND VERÄNDERUNGEN

Die medizinischen Versorgungs- und Therapiemöglichkeiten entwickeln sich stetig weiter.

Welche Fortschritte und Erkenntnisse aus der Wissenschaft können wir in den nächsten Jahren erwarten?

Wird ein Lymphödem dann vielleicht sogar mit Medikamenten behandelbar sein?

In einem **Interview** von September 2021 zum **10. Berliner Lymphologischen Symposium** antwortete die wissenschaftliche Leiterin Dr. med. Anett Reißhauer auf die Frage, wie die Zukunft zum 30. Berliner Symposium aussehen könne:

„Ich denke, es ist gar nicht so unrealistisch, dass in Zukunft der Wunsch vieler Patient:innen und Behandler:innen erfüllt werden kann, dass es beispielsweise einen Kompressionsstrumpf geben wird, der den Druck anzeigen kann oder

Wird ein Lymphödem mit Medikamenten therapierbar werden? Es gibt einige Forschungsprojekte, jedoch noch keine klaren Ergebnisse.

4. Vollmachten und Co.

Schon seit einigen Jahren informiere ich in meiner Beratungspraxis unter anderem zu den wichtigen Themen **Vollmachten und Verfügungen**.

Und ich weiß natürlich, dass ich hier auch Lösungen für mich selbst brauche.

Denn auch, wenn ich so lange wie möglich selbstbestimmt leben möchte, so brauche ich doch eine rechtliche Vertretung, wenn ich selbst dazu nicht mehr nicht in der Lage bin.

Deshalb habe ich, da ich nicht der sprichwörtliche „Der Schuster hat die schlechtesten Schuhe" sein möchte, auch schon für mich vorgesorgt.

---

[38] *Quelle: https://360-ot.de/berliner-lymphologisches-symposium-feiert-10-geburtstag/.*

> *„Mit einer **Vorsorgevollmacht** können Voll-machtgeber eine Person ihres Vertrauens er-mächtigen, in ihrem Namen vermögensrechtli-che Entscheidungen zu treffen. Bevollmächtigte können zum Beispiel über Bankkonten und Schließfächer verfügen, Verträge schließen und kündigen sowie den Vollmachtgeber gegen-über Gerichten und Behörden vertreten. Die Vollmacht kann jederzeit widerrufen werden, solange der Betreuungsfall nicht eingetreten ist."[39]*

Wenn ich also nicht mehr in der Lage bin, mich zu äußern, hat meine Tochter die Vorsorgevollmacht, mich in allen Bereichen zu vertreten.

Welche Bereiche können das sein?

1. Gesundheitssorge und Pflegebedürftigkeit
– Hier darf sie zum Beispiel Krankenakten einsehen und mit allen behandelnden Ärzten und nichtärztlichem Personal kommunizieren. Auch meinen in einer Patientenverfügung festgelegten Willen darf sie durchsetzen.

2. Aufenthalt und Wohnungsangelegenheiten
– Hier darf sie alle Rechte und Pflichten aus meinem Miet-vertrag über meine Wohnung einschließlich einer Kündi-gung wahrnehmen sowie meinen Haushalt auflösen. Auch

---

[39] *Quelle: https://www.notar.de/aktuelles/details/wie-sie-jederzeit-rundum-abgesichert-sind-alle-wichtigen-vollmachten-auf-einen-blick-1.*

darf sie meinen Aufenthalt bestimmen. Das bedeutet, zum Beispiel einen Heimvertrag zu unterzeichnen.

3. Behörden
– Sie darf mich bei Behörden, Versicherungen und so weiter vertreten.

4. Das wichtige Thema Vermögenssorge.
Denn irgendwie hat ja alles mit Geld zu tun.
- Sie darf also zum Beispiel mein Vermögen verwalten, Zahlungen und Wertgegenstände annehmen, Verbindlichkeiten eingehen oder auch Schenkungen vornehmen.
Wichtig ist hier, dass der Bevollmächtigte und der Vollmachtgeber bei der entsprechenden Bank/Sparkasse die dort vor Ort angebotene Konto-/Depotvollmacht unterschreiben.

5. Post und Fernmeldeverkehr
- Sie darf unter anderem meine Post entgegennehmen, öffnen und lesen, Einschreiben abholen, Verträge kündigen.

6. Vertretung vor Gericht
- Sie darf mich gegenüber Gerichten vertreten sowie Prozesshandlungen aller Art vornehmen.

7. Untervollmacht
- Sie darf, wenn ich sie bevollmächtige, Untervollmacht an Dritte erteilen.

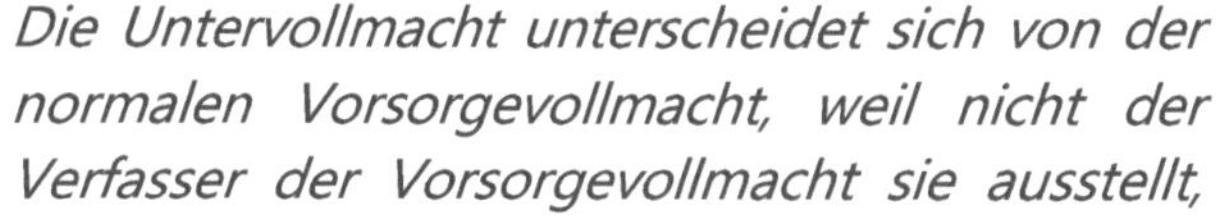

Die Untervollmacht unterscheidet sich von der normalen Vorsorgevollmacht, weil nicht der Verfasser der Vorsorgevollmacht sie ausstellt,

8. Betreuungsverfügung

- Falls doch eine gesetzliche Vertretung („rechtliche Betreuung") erforderlich sein sollte, soll meine Tochter als Betreuerin bestellt werden.

9. Geltung über den Tod hinaus

- Ich bevollmächtige meine Tochter, dass sie auch über meinen Tod hinaus alle Dinge für mich regeln soll. Dass die Vollmacht über den Tod hinaus Gültigkeit hat, muss genauso explizit angegeben werden wie der gegenteilige Fall, dass sie mit dem Tod endet.

Das haben wir natürlich alles **schriftlich festgehalten**. Das kann man beim **Notar oder Rechtsanwalt** machen lassen. Ausführliche Informationen und Vordrucke gibt es aber auch beim **Bundesministerium der Justiz**.

Das alles setzt allerdings voraus, dass ich meiner Tochter zum einen **vertraue**, ihr aber auch andererseits **zutraue**, meinen Willen unter anderem bei Ärzten durchzusetzen.

Ich bekomme immer wieder mit, wie Menschen ohne entsprechende Verfügung jemand Fremden vom Betreuungsgericht an die Seite gestellt bekommen. Diese kennen die Person nicht und müssen nach bestem Wissen und Gewissen handeln. Sicherlich nicht immer einfach – für beide Seiten.

Dann gibt es noch die **Patientenverfügung**.
Also die Anweisung an den Arzt, wie ich medizinisch im Endstadium behandelt werden möchte.

> *„Mit einer schriftlichen* ***Patientenverfügung*** *können Patientinnen und Patienten für den Fall ihrer Einwilligungsunfähigkeit in medizinischen Angelegenheiten vorsorglich festlegen, dass in einer bestimmten Situation bestimmte medizinische Maßnahmen durchzuführen oder zu unterlassen sind. Damit wird sichergestellt, dass der Patientenwille umgesetzt wird, auch wenn er in der aktuellen Situation nicht mehr geäußert werden kann."*[40]

Ich möchte Ihnen dazu raten, sich mit diesem wichtigen Thema auseinanderzusetzen und Ihre Angelegenheiten rechtzeitig zu regeln.

Denn Sie wissen ja:
Jederzeit kann alles passieren!

---

[40] *Quelle:*
https://www.bundesgesundheitsministerium.de/patientenverfuegung.html.

Nur wer gut informiert ist,
kann gut für sich sorgen.
(Kirsten Schade)

KAPITEL 9

ÜBUNGEN

Egal ob Sie zu Hause, im Büro oder unterwegs sind, hier finden Sie die passenden Übungen zu diesem Buch.
Regelmäßiges Training wird Ihnen helfen, Stress abzubauen und beweglich zu bleiben.
So halten wir **Körper, Geist und Seele** in jedem Alter fit.

Üben Sie immer nur bis an Ihre Schmerzgrenze, gehen Sie nie darüber hinaus. Und üben Sie mäßig, aber regelmäßig.

Wenn Sie jemanden haben, der Ihnen die Übungen vorliest, können Sie sich noch besser darauf konzentrieren.

1. YOGA AUF DEM STUHL

Yoga-Übungen sind generell für alle Altersgruppen, Anfänger und Fortgeschrittene sowie auch körperlich eingeschränkte Menschen geeignet.

Durch eine Kombination aus Bewegung und Atmung wird indirekt das Lymphsystem durch die Muskelkontraktionen bewegt.

Die Übungen helfen unter anderem gegen Rücken- und Nackenschmerzen, lindern Stress, können den Blutdruck senken und verbessern unsere Beweglichkeit.

Yoga auf dem Stuhl benötigt wenig Platz und ist fast überall möglich. Sie werden beweglicher und kraftvoller zugleich. Zudem stärkt es die Konzentration.

Es gibt viele Gründe, um mit Yoga zu beginnen.

Probieren Sie einfach die Übungen aus und vielleicht ist das ein Einstieg in eine neue Körpererfahrung.

<u>Grundposition</u>

Sie sitzen mittig auf einem Stuhl, möglichst mit aufgerichteter Wirbelsäule. Sollte der Stuhl zu hoch sein, legen Sie sich bitte ein festes Kissen unter die Füße.

Ober- und Unterschenkel stehen im rechten Winkel zueinander. Die Füße stehen etwa hüftbreit nebeneinander.

Die Arme hängen neben dem Körper herab oder liegen mit den Handflächen auf den Oberschenkeln.

Schließen Sie kurz die Augen und atmen Sie langsam durch die Nase bis in den Bauch und Brustkorb ein und durch den Mund wieder aus. Die Schultern hängen entspannt herab.

Und nun folgen die fünf effektivsten und schonendsten Übungen meiner Freundin und wundervollen Yogalehrerin Petra.

<u>Übung 1 Mobilisation</u>

• Oberkörper so gut wie möglich aufrichten, Schultern etwa 5- bis 10-mal vorwärts und danach rückwärts kreisen lassen

• Oberkörper und Becken etwa 5- bis 10-mal kreisen lassen (linksherum und rechtsherum)

• Die linke Hand greift zum rechten Oberarm, die rechte Hand zum linken Oberarm. Einatmend die Ellenbogen so weit wie möglich heben, ausatmend senken. 5- bis 10-mal wiederholen.

• Einatmend beide Arme seitlich so weit wie möglich nach oben führen, Handflächen aneinanderlegen. Ausatmend Oberkörper zu einer Seite neigen, einatmend wieder zur Mitte kommen und ausatmend zur anderen Seite neigen. Einige Male wiederholen.

• Handflächen liegen auf den Oberschenkeln. Einatmend rechten Arm senkrecht nach oben führen und Arm leicht nach links dehnen. Oberkörper bleibt aufgerichtet. Danach linken Arm senkrecht nach oben führen und Arm leicht nach rechts dehnen.

<u>Übung 2 Armdehnung</u>

• Arme hängen an den Seiten herab. Einatmend die Arme über die Seiten nach oben führen, bis sich die Handflächen über dem Kopf berühren. Fingerspitzen und Scheitel ziehen nach oben. Die Wirbelsäule zieht sich auseinander.

- Beim nächsten Einatmen die Arme seitlich nach oben führen, bis sich die Handflächen über dem Kopf berühren. Fingerspitzen und Scheitel ziehen nach oben.

- Langsam ausatmend die Arme wieder senken. Schulter entspannen.

- Mehrmals wiederholen.

<u>Übung 3 Seitendehnung</u>

- Die Arme hängen an den Seiten herab. Der Oberkörper ist so weit wie möglich aufgerichtet. Einatmend die Arme über die Seiten nach oben führen und nun mit der rechten Hand die linke Hand greifen, ausatmend zur rechten Seite dehnen.

- Einatmend zurück, mit der linken Hand die rechte Hand greifen und zur linken Seite dehnen.

- Die Gesäßhälften bleiben fest auf dem Stuhl.

- Mehrmals wiederholen.

<u>Übung 4 Beindehnung</u>

- Aufrecht hinsetzen, den Scheitel nach oben ziehen (dehnt den Rücken).

- Bauchnabel nach innen ziehen, Füße stehen hüftbreit auseinander.

• Nun einen Fuß so weit wie möglich nach oben strecken, halten und wieder absetzen. Das Gleiche mit dem anderen Fuß.

• Mehrmals wiederholen.

<u>Übung 5 Brustkorbdehnung</u>

• Wirbelsäule so gut wie möglich aufrichten. Bauchnabel nach innen ziehen, Füße stehen hüftbreit auseinander.

• Einatmend Hände hinter dem Kopf falten, die Ellenbogen so weit wie möglich nach hinten schieben. Scheitel zieht nach oben.

• Ausatmend die Ellenbogen wieder nach vorne ziehen.

• Mehrmals wiederholen.

2. ARTHROSE-TRAINING

Die Arthrose kann jedes Gelenk befallen. Häufig geschieht das an Schulter-, Hüft- und Kniegelenken, aber auch Hände und Füße können betroffen sein.

Bewegung hilft, den Abbauprozess am Knorpel hinauszuzögern, und kann eventuell eine Operation verhindern.

Gezieltes Training fördert die Gelenkschmiere, die den Knorpel ernährt.

Vielleicht lassen Sie sich auch Ergotherapie oder Krankengymnastik verschreiben, um spezielle Übungen für Ihr Krankheitsbild zu erlernen.

<u>Übungen Hände</u>

• Alle Finger nacheinander einzeln zum Daumen führen.

• Einen Arm gerade ausstrecken und den Daumen Richtung Handfläche beugen. Ein paar Sekunden halten und wieder aufrichten. Nun dasselbe nacheinander mit allen anderen Fingern wiederholen.

• Eine Hand mit der Handfläche nach unten flach auf den Tisch legen und die Finger spreizen. Nun jeden einzelnen davon, beginnend mit dem Daumen, langsam von der Oberfläche abheben und für ein bis zwei Sekunden oben halten. Dann langsam wieder absenken und die Übung mit dem nächsten Finger durchführen.

• Legen Sie eine Hand mit der Handfläche auf den Tisch. Finger spreizen. Nun, mit dem Daumen beginnend, jeden Finger nacheinander langsam vom Tisch abheben, ein paar Sekunden halten und wieder senken. Wiederholen Sie dies mit der anderen Hand.

• Berühren Sie mit dem Daumen die Kuppe Ihres Zeigefingers, sodass sich ein kleines „o" bildet. Fahren Sie mit den anderen Fingern fort.

• Ganz schnell und einfach: Spielen Sie in der Luft Klavier und bewegen Sie alle Finger gleichzeitig.

<u>Übungen Füße im Sitzen</u>

• Marschieren auf dem Platz

• Die Füße abwechselnd auf die Ferse und dann auf die Fußspitze stellen, jeweils einige Sekunden halten.

• Mit dem ganzen Fuß nacheinander Kreise auf dem Boden malen.

• Mit der Fußspitze nacheinander Kreise auf dem Boden malen.

• Die Füße von der Fußspitze zur Hacke abrollen, dann von den Hacken zu den Fußspitzen abrollen.

• Heben Sie einen Fuß und drehen Sie ihn langsam im Uhrzeigersinn, dann entgegengesetzt. Nun das Gleiche mit dem anderen Fuß. Wer es schafft, mit beiden Füßen gleichzeitig.

• Ein Bein heben. Das Bein von links nach rechts schwingen lassen und umgekehrt. Nun das andere Bein nehmen.

Die sanften Bewegungen aus dem Qi Gong, inklusive der tiefen Bauchatmung, aktivieren bei regelmäßigem Training Ihre Selbstheilungskräfte und fördern Ihr Wohlbefinden.
Sie können das Immunsystem stärken und helfen, den Blutdruck zu senken.
Die Übungen helfen, körperliche und emotionale Blockierungen zu lösen und das Nervensystem zu entlasten.
Die Blut- und Lymphzirkulation wird verbessert, die Stoffwechselprozesse werden angeregt, die Entgiftung gefördert, der Körper wird leistungsfähiger und Zufriedenheit stellt sich ein.
Die Psyche hellt sich spürbar auf.

Trainieren Sie in bequemer Kleidung, die Sie an keiner Stelle des Körpers einschränkt.

Für die Wirksamkeit aller Übungen ist es wichtig, **Anfang, Mitte und Ende** der Übungen zu praktizieren.

Ziel der Übungen ist es, Blockaden und Stauungen zu lösen, damit unsere Energie ungehindert in unserem Körper fließen kann.

Und nun lassen Sie sich auf eine wunderbare Übung meiner Freundin und leidenschaftlichen Qi-Gong-Trainerin Maria ein.

Anfang

Ausgerichtet stehen

Richten Sie Ihre Füße parallel schulterbreit aus. Die Kniegelenke sind während der Übung leicht gebeugt. Nehmen Sie über die Füße Kontakt zum Boden auf.

Den Rücken gerade ausrichten. Schulter, Arme und Hände hängen seitlich locker.

Tiefe Bauchatmung

Schließen Sie die Augen oder verweilen Sie mit Ihrem Blick entspannt auf einer Stelle.
Atmen Sie ein paar Atemzüge tief durch die Nase in den Bauch ein und langsam durch die Nase oder den leicht geöffneten Mund wieder aus.

Mitte:

Stellen Sie sich Ihr Meridiansystem (Energieleitbahnen im Körper) vor. Es ist dem Blut- und Lymphsystem ähnlich und fließt genauso über Leitbahnen durch den ganzen Körper.

Beginnen Sie nun, Ihren Körper zu schütteln.

Beginnen Sie, die Beine langsam zu schütteln. Erst die eine, dann die andere Seite.

Heben Sie einen Fuß und lenken Sie Ihre Aufmerksamkeit auf das Hüftgelenk, dann Kniegelenk, Fußgelenk. Wechseln Sie die Seite.

Danach geht es mit den Armen weiter. Auch hier erst die eine Seite vorsichtig schütteln, dann die andere Seite. Den Arm seitlich locker fallen lassen und mit dem Schultergelenk beginnen. Schütteln Sie dann bewusst das Ellbogengelenk, Handgelenk und die Fingergelenke.

Richten Sie Ihre Aufmerksamkeit nun wieder auf das ausgerichtete Stehen. (Siehe oben.)

Arme und Hände fallen seitlich locker. Drehen Sie nun Ihren Oberkörper langsam nach rechts und links und lassen Sie dabei Ihre Arme weiter ohne Muskelspannung locker fallen.

Nun beginnen die Arme zu schwingen wie eine Marionette, die keine Muskeln hat.

Letztendlich titschen dabei die Hände abwechselnd vorne an den Unterbauch und hinten auf das Steißbein. Wiederholen Sie diese Übung mehrmals.

Zum Schluss schütteln Sie Ihren ganzen Körper wie ein Hund, der aus dem Wasser kommt und sich trocken schüttelt.

Ende:

Sie schließen die Übung mit dem Sammeln und Speichern der neuen, nährenden Energie ab.

Dafür legen Sie Ihre Hände übereinander auf Ihren Unterbauch. Hier sitzt Ihr Hauptenergiezentrum, das untere Dantian.

Atmen Sie weiter tief in den Bauch ein und langsam wieder aus. Bei jedem tiefen Einatmen stellen Sie sich vor, dass positive, nährende Energie in Sie fließt. Bei jedem Ausatmen stellen Sie sich vor, wie negative, verbrauchte Energie Ihren Körper verlässt.

Diese Übung kann jederzeit gemacht werden. Besonders empfehlenswert ist die Übung morgens nach dem Aufstehen. Ich wünsche Ihnen viel Freude bei dieser Übung.

Wenn der Mensch
sich etwas vornimmt,
so ist ihm mehr möglich,
als man glaubt.
(Johann Heinrich Pestalozzi)

LITERATURHINWEISE

Die folgenden Titel sind eine Auswahl an weiterführenden Informationen und erheben keinen Anspruch auf Vollständigkeit – ergänzt und aktualisiert im August 2023.

Bühring, Ursel: Lehrbuch Heilpflanzenkunde, Grundlagen – Anwendung – Therapie, Haug Verlag, 2020
ISBN 978-3-1324-3274-1

Fleischmann, Daniela, Egen, Bernd: Das neue Lipödembuch,
ISBN 978-3-9483-0907-7

Földi, Michael, Földi, Etelka: Das Lymphödem und verwandte Krankheiten, Urban und Fischer Verlag, 2009
ISBN 978-3-4374-5582-7

Herpertz, Ulrich: Ödeme und Lymphdrainage – Diagnose und Therapie, Thieme Verlag, 2020
ISBN 978-3-1324-3580-3

Kalorien mundgerecht – Das praxisorientierte Handbuch, Neuer Umschau Verlag, 2022
ISBN 978-3-9300-0761-5

Maisetti, Anna: Lymphödem nach Krebs, stile_compresso, 2021
ISBN 979-8-7324-7695-8

Schade, Kirsten: Leben mit dem Lymphödem, Tredition, 2016
ISBN 978-3-7323-7615-5

Schingale, Franz-Josef: Lymphödeme, Lipödeme, Schlütersche Verlagsgesellschaft, 2007
ISBN 978-3-8999-3536-3

Schöhl, Johanna: Aus der Földiklinik in Kooperation mit der Kinderklinik der Albert-Ludwigs-Universität Freiburg: Das primäre Lymphödem des Kindes – Langzeittherapieverlauf und Lebensqualität, vorgelegt 2010

Schulze, Henry: Der kleine Coach für das Lymphsystem, Trias Verlag, 2021
ISBN 978-3-4321-1438-5

Weiss, Thomas: Lipödem – Rechtzeitig erkennen und richtig behandeln, südwest Verlag
ISBN 978-3-5170-9383-3

Weissleder, Horst, Schuchhardt, Christian: Erkrankungen des Lymphgefäßsystems, viavital Verlag, 2015
ISBN 978-3-9343-7153-8

Zellner, Daniela: Lymphödem erfolgreich behandeln. Der Selbsthilfe-Ratgeber für Betroffene, Ersa Verlag, 2022
ISBN 978-3-9487-3212-7

Zeitschrift Lymphe & Gesundheit, 4 Ausgaben pro Jahr

Zeitschrift Lymphselbsthilfe. Das Magazin in der Lymphselbsthilfe e. V., 2 Ausgaben pro Jahr

Zeitschrift Lympholife, Das Patientenmagazin des Vereins Lymphologicum, 4 Ausgaben pro Jahr

Fachzeitschrift Phlebologie: Zeitschrift für Phlebologie und Lymphologie in Forschung und Praxis (vorher Lymphologie in Forschung und Praxis), 2 Ausgaben pro Jahr

Hier finden Sie eine Übersicht über eine Vielzahl der Fachbegriffe im Buch. Die vorliegenden Definitionen sind so gewählt, dass die Begriffe möglichst greifbar werden und die Sachverhalte in Bezug auf dieses Buch erläutern. Daher haben sie keinen Anspruch auf Vollständigkeit.

- § 13 (3) SGB V Kostenerstattung
„(3) 1. Konnte die Krankenkasse eine unaufschiebbare Leistung nicht rechtzeitig erbringen oder hat sie eine Leistung zu Unrecht abgelehnt und sind dadurch Versicherten für die selbstbeschaffte Leistung Kosten entstanden, sind diese von der Krankenkasse in der entstandenen Höhe zu erstatten, soweit die Leistung notwendig war. 2. Die Kosten für selbstbeschaffte Leistungen zur medizinischen Rehabilitation nach dem Neunten Buch werden nach § 18 des Neunten Buches erstattet. 3. Die Kosten für selbstbeschaffte Leistungen, die durch einen Psychotherapeuten erbracht werden, sind erstattungsfähig, sofern dieser die Voraussetzungen des § 95c erfüllt."[41]

- § 8 SGB IX Wunsch-/Wahlrecht der Leistungsberechtigten
Laut § 8 des Sozialgesetzbuchs (SGB) IX hat jeder Leistungsberechtigte ein Wunsch- und Wahlrecht, in welcher Einrichtung seine Reha stattfinden soll. Ist dieser Wunsch berechtigt, so muss ihm der zuständige Leistungsträger (z. B. Krankenkasse, Rentenversicherung) entsprechen. Berechtigt ist ein Wunsch in der Regel dann, wenn er medizinisch

---

[41] *Quelle: www.justiz-online.de.*

begründet ist. Auch Wünsche, die sich auf die persönliche Lebenssituation eines Patienten, auf seine Religion oder Weltanschauung berufen, können berechtigt sein. Aus Kostengründen und weil sie Versorgungsverträge mit bestimmten Einrichtungen haben, kommen die Leistungsträger jedoch selbst berechtigten Wünschen nicht immer nach. Dann kann man Einspruch einlegen.

Vgl. § 8 SGB IX zum Wunsch- und Wahlrecht der Leistungsberechtigten:
„(1) 1. Bei der Entscheidung über die Leistungen und bei der Ausführung der Leistungen zur Teilhabe wird berechtigten Wünschen der Leistungsberechtigten entsprochen. 2. Dabei wird auch auf die persönliche Lebenssituation, das Alter, das Geschlecht, die Familie sowie die religiösen und weltanschaulichen Bedürfnisse der Leistungsberechtigten Rücksicht genommen; im Übrigen gilt § 33 des Ersten Buches. 3. Den besonderen Bedürfnissen von Müttern und Vätern mit Behinderungen bei der Erfüllung ihres Erziehungsauftrages sowie den besonderen Bedürfnissen von Kindern mit Behinderungen wird Rechnung getragen."[42]

• Adipositas
Ausgeprägtes Übergewicht

• AIK
„Bei der apparativen intermittierenden Kompression (AIK) werden die Beine bzw. die Arme von einer doppelwandigen Bein-, Arm-, Hüft- oder Hosenmanschette bzw. einer Art Luftkissen umschlossen. Ein angeschlossener Luftpulsgene-

---

[42] *Quelle: www.sozialgesetzbuch-sgb.de/sgbix/8.html.*

rator (Kompressor) regelt den Luftdruck in den Kammern der Manschette und bestimmt damit die Stärke der Kompression auf die Extremitäten. Je nach Ausführung kann ein Druck von 12 bis 200 mmHg erzeugt werden. Das entspricht dem Druck von Kompressionsklasse I bis IV und stärker."[43]

> *Bitte immer erst nach Absprache mit dem behandelnden Arzt verordnen lassen. Es besteht die Gefahr, dass sich bei Nicht-Freimachen der Lymphwege die Lymphflüssigkeit in den Genitalien oder dem Bauch staut.*

• Bandagierung
Das Bandagieren ist nötig, um einen anhaltenden Erfolg zu erzielen. Es ist ein Teil der KPE und erfolgt nach der manuellen Lymphdrainage. Körperlich nicht allzu bewegungseingeschränkte Menschen können lernen, sich selber zu bandagieren. Oftmals kann es auch Sinn machen, über Nacht zu bandagieren.

• BfA
Bundesversicherungsanstalt für Angestellte

• Compliance
Man spricht von Compliance des Patienten als Oberbegriff für dessen kooperatives Verhalten im Rahmen der Therapie. Compliance-Maßnahmen können sein: Anleitung zur Durchführung von Selbstbandagen, Prophylaxe von Infektionen durch geeignete Hautpflege, Desinfektion bei Wun-

---

[43] Quelle: *www.ofa.de/de-de/therapie/apparative-kompression/.*

den oder Vermeidung von Verletzungen sowie weitere vorbeugende Maßnahmen wie häufiges Hochlagern der Extremitäten und Vermeiden von Wärme. Nur wenn der Patient mitarbeitet, kann ein zufriedenstellendes Resultat erreicht werden.

• Degenerative Veränderungen der Wirbelsäule
Im Rahmen des Alterungsprozesses kommt es bei jedem Menschen zum Verschleiß des Bewegungsapparates, zu degenerativen Veränderungen. Diese können Beschwerden hervorrufen, müssen aber nicht.

• Endödematisierung
Phase I der Komplexen Physikalischen Entstauungstherapie (KPE), d. h. die größtmögliche Reduzierung des Ödems

• Erysipel
Ein Erysipel (Wundrose) ist eine bakterielle Entzündung der Haut, die schon durch kleine Verletzungen der Haut, z. B. Risswunden, Ekzeme oder Pilzinfektionen, entstehen kann. Es ist eine häufige Komplikation des Lymphödems. Dabei kommt es zu einer schmerzhaften ödematösen Rötung mit flammenförmigen Ausläufern, sehr schlechtem Allgemeinzustand und oft mit starkem Fieber. Auch das Erysipel selbst kann zu einem Verschluss von Lymphbahnen und in der Folge zu einem Lymphödem führen.

• Extremitäten
Gliedmaßen, also Arme und Beine

- Flavonoide

  Flavonoide sind wasserlösliche Pflanzenfarbstoffe, die zu den wichtigsten Wirkstoffen in der Phytotherapie gehören. Sie besitzen einen krankheitsvorbeugenden Effekt, weil sie über ein beträchtliches antioxidatives Potential verfügen. Folgende Nahrungsmittel haben besonders viele Flavonoide: Brokkoli, Endivien, Grünkohl, Tomaten, Weintrauben, Kirschen, Kakao.

- Flowave

  „Diese Therapie wird unseres Wissens in Deutschland nur in der Lympho-Opt angewandt. Dabei werden Schallwellen in die zu behandelnden Körperstellen geschickt. Durch Resonanz (mechanisches Mitschwingen der Moleküle und Zellen) werden Verhärtungen im Gewebe gelockert, der Lymphfluss unterstützt, die Versorgung des Gewebes mit Nährstoffen und Sauerstoff verbessert, die Regeneration der innergeweblichen Zellen der Blut- und Lymphgefäße erleichtert und auch viele andere günstige Wirkungen erzielt."[44]

- Gesprächspsychotherapie - Charakteristische Merkmale

  „Gesprächspsychotherapie (= klientzentrierte Psychotherapie) ist eine wissenschaftlich geprüfte Psychotherapieform bei seelischen Beeinträchtigungen, begründet von Carl Rogers (1942; 1951). Charakteristisch für die Gesprächspsychotherapie ist: a) Bestimmte Haltungen und Verhaltensweisen des Psychotherapeuten sind entscheidende Wirkfaktoren; sie lösen im Gespräch deutlich förderliche Erfah-

---

[44] Quelle: www.lympho-opt.de/klinik/therapiespektrum/apparative-therapie/flowave/.

rungen und Vorgänge beim Patienten/Klienten aus. b) Das Gespräch ist im gegenwärtigen Erleben und in Erfahrungen des Klienten zentriert. c) Aussagen über Vorgänge und Wirksamkeit der Gesprächspsychotherapie erfolgen aufgrund empirischer Erforschung des Psychotherapeut-Klienten-Verhaltens."[45]

• Hashimoto
Hashimoto Thyreoiditis ist eine chronisch verlaufende Entzündung der Schilddrüse. Die Krankheit verläuft individuell sehr unterschiedlich.

• Hypoplasie der Lymphbahnen
Zu enge oder zu wenig Lymphgefäße.

• I. m. (i. m.)
Bei einer intramuskulären Injektion wird ein Medikament in einen Skelettmuskel injiziert.

• Kinesiotape
Die Kinesio-Taping-Therapie wurde zu Beginn der siebziger Jahre vom japanischem Chiropraktiker Dr. Kenzo Kase entwickelt. Das Kinesio-Taping ist eine ganzheitliche und völlig medikamentenfreie Therapie mit einem außergewöhnlich breiten Anwendungsspektrum. Aufgrund seiner elastischen Eigenschaften ermöglicht das Kinesiotape die vollständige Bewegungsfreiheit. Durch die spezielle Anlagetechnik wird das beklebte Gebiet besonders stark durchblutet und der Lymphtransport wird deutlich verbessert. So kann es unter-

---

[45] Quelle: www.spektrum.de/lexikon/psychologie/gespraechspsychotherapie/5868

stützend helfen, Wassereinlagerungen besser abzutransportieren.

- Komplexe Physikalische Therapie (KPE)
Die KPE besteht aus:
  1. Manueller Lymphdrainage
  2. Kompressionstherapie
  3. Bewegungstherapie
  4. Hautpflege
  5. Aufklärung und Schulung zur individuellen Selbsttherapie

- Lipödem
Unter Lipödem versteht man eine symmetrische und übermäßige Häufung von Fettgewebe, überwiegend am Gesäß, den Beinen und (Ober-)Armen. Hände und Füße sind frei. Berührungsempfindlichkeit bis starke Druckschmerzen und Neigung bei kleinen Stößen zu blauen Flecken sind weitere Symptome. Es sind fast nur Frauen betroffen und es beginnt häufig in der Pubertät. Oberkörper und Unterkörper passen proportional nicht zusammen.

- Lipo-Lymphödem
Durch die dauerhaft hohe Belastung, der das Lymphgefäßsystem beim Lipödem ausgesetzt ist, kann sich nach mehreren Jahren oftmals ein sekundäres Lymphödem entwickeln. Man spricht dann meist von einem Lipolymphödem.

- Liposuktion bei Lipödem
Hierbei handelt es sich um eine medizinisch indizierte Fettabsaugung: ein Verfahren, um überschüssiges, krankhaftes Körperfett zu entfernen, das keiner Gewichtsreduktion unterliegt. Die Kosten werden in den meisten Fällen nicht von den gesetzlichen Krankenkassen übernommen.

- Lymphfistel
„Lymphfistel ist die Bezeichnung für die Öffnung eines Lymphgefäßes an der Körperoberfläche."[46]

- Lymphnetze
Die regionalen Lymphnetze sind ein Zusammenschluss von Ärzten, Therapeuten und Sanitätshäusern mit dem Ziel, die Betroffenen bei der Suche nach Fachleuten aus ihrer Region, die eine lymphologische Weiterbildung haben, wie nach Informationen, die helfen können, den Alltag zu meistern, zu unterstützen. Gruppentreffen fördern das Gemeinschaftsgefühl.

- Lymphographie, direkte
„Dieses Verfahren ist recht aufwendig. Es kann für die Lymphabflusswege der Arme und Beine und den weiteren Lymphabfluss im Körperstamm einschließlich der Lymphknotenstationen eingesetzt werden. Es ist bezüglich der Darstellung der anatomischen Verhältnisse am genauesten und erlaubt somit auch die Beurteilung relativ feiner Strukturen. Nach Farbstoffmarkierung der lokalen Lymphgefäße und operativer Freilegung in örtlicher Betäubung wird eine direkte Kontrastmittelinjektion (16-20 ml) in die Lymph-

---

[46] Quelle: https://de.wikipedia.org/wiki/Lymphfistel.

bahnen über bis zu zwei Stunden mit einer speziellen Pumpe vorgenommen. Röntgenaufnahmen während der Injektion und bis zu 32 Stunden danach in bestimmten Intervallen dokumentieren anatomisch recht korrekt sowohl die Lymphbahnen als auch die Lymphknoten im gesamten Abstromgebiet der aufgesuchten Lymphgefäße und lassen Rückschlüsse auf bestimmte Erkrankungen, wie zum Beispiel bösartige Erkrankungen des Lymphsystems (Leukämien, Lymphome, Karzinommetastasen), sowie Lymphabflussstörungen zu."[47] Diese Methode wird heute praktisch nicht mehr verwendet.

• Lymphomat
Die intermittierende pneumatische Kompressionstherapie (IPK) wird umgangssprachlich auch Lymphomat genannt. Es ist eine physikalische Maßnahme, in der im Rahmen der Kompressionstherapie durch eine luftgefüllte Manschette Druck auf die jeweilige zu behandelnde Körperregion ausgeübt wird.

• Lymphostatische eiweißverlierende Enteropathie
„Man spricht von einer lymphostatischen Enteropathie, wenn aufgrund einer funktionellen oder auch organischen Störung der Abtransport der Lymphe aus dem Bereich von Dick- und Dünndarm eingeschränkt ist. Die Ursache liegt meist in einer Hypoplasie der abdominellen Lymphbahnen, aber auch mechanische Verengungen können dafür verantwortlich sein."[48]

---

[47] Quelle: https://de.wikipedia.org/wiki/Lymphografie.
[48] Quelle: „Physikalische Therapie, Massage, Elektrotherapie und Lymphdrainage" von Antje Hüter-Becker und Mechthild Dölken.

- Magnetfeldtherapie

  „Bei dieser Therapieform handelt es sich um eine alternativmedizinische Behandlungsmethode, die von vielen Orthopäden und Heilpraktikern angeboten wird und die man zur Grund- oder Ergänzungsbehandlung einsetzen kann. Bei der pulsierenden Magnetfeldtherapie wird mit einem elektrischen Gerät ein elektromagnetisches Feld um die zu behandelnde Körperstelle aufgebaut. Dabei wirken bestimmte Frequenzen des Magnetfeldes positiv auf den Organismus ein und beeinflussen diesen bioenergetisch. Das heißt, das pulsierende Magnetfeld nimmt Einfluss auf den Stoffwechsel und die Durchblutung des Körpers und regt so den Körper zur Selbstheilung an. Das Ziel der Magnetfeldtherapie ist, Heilungsprozesse zu beschleunigen sowie Schmerzen zu lindern. Darüber hinaus kann die pulsierende Magnetfeldtherapie bei Sportlern auch präventiv eingesetzt werden. In der Orthopädie wird die pulsierende Magnetfeldtherapie erfolgreich bei der Behandlung von Arthrose, Osteoporose, Wirbelsäulenerkrankungen u. -verletzungen sowie bei der Nachbehandlung von Operationen und rheumatischen Beschwerden angewendet."[49]

- Osteopathie

  Osteopathie ist eine ganzheitliche, naturheilkundliche und manuelle Therapie. Mit Hilfe dieser Behandlungsform können Funktionsstörungen des Körpers erkannt und behandelt werden. Das Ziel ist die Wiederherstellung der Harmonie des Gesamtorganismus und seiner Selbstheilungskräfte.

---

[49] Quelle: *www.pluspatient.de/expertensprechstunde/magnetfeldtherapie/.*

- Penicillin-Depotspritzen
Regelmäßig alle 2–4 Wochen bekommt man Penicillin intramuskulär (i. m.) gespritzt, um die Gefahr wiederholter Erysipele einzudämmen.

- Phase I der komplexen physikal. Entstauungstherapie (KPE)
„Sie bezweckt die Mobilisierung der vermehrten Flüssigkeit im Gewebe, mit dem Ziel die Flüssigkeitsbalance im Gewebe wiederherzustellen. Das wird erreicht, indem die Behandlung optimaler Weise 4 bis 7x wöchentlich durchgeführt wird. Sie kann stationär oder ambulant in darauf spezialisierten Einrichtungen erfolgen. Die Entstauungsphase endet, wenn der Patient das Selbstmanagement sowie ein Trainingsprogramm inklusive Kompression erlernt hat und ein weiteres Bandagieren keine weitere Volumenverminderung mehr bringt. Die lymphologische Kompressionsbestrumpfung (meist flachgestrickt) muss zu diesem Zeitpunkt angefertigt sein."[50]

- Phase II der komplexen physikal. Entstauungstherapie (KPE)
„Während dieser Phase wird der Therapieerfolg fixiert und weiter verbessert. Dies erfolgt durch Kompression (in der Regel mittels LKB) und meist auch manueller Lymphdrainage. Das erlernte Trainingsprogramm inklusive Hautpflege wird im Rahmen des Selbstmanagements eingesetzt.

In beiden Phasen werden alle Komponenten befundadaptiert durchgeführt, denn nur wenn alle fünf Säulen gemein-

---

[50] *Quelle: www.phlebology.de/patienten/behandlung/komplexe-physikalische-entstauungstherapie/.*

samen angewendet werden, kann ein optimales Therapieresultat erreicht und erhalten werden."[51]

• Podologie
Podologie ist die nichtärztliche Heilkunde am Fuß. Ein Podologe ist in der Lage, sogenannte „Risikopatienten", wie Diabetiker, Bluter und Rheumatiker, entsprechend ärztlicher Verordnung fachgerecht zu behandeln und mit den Kassen abzurechnen.

• Primäres kongenitales Lymphödem
Primäre Lymphödeme sind angeboren und selten. Ein kongenitales Lymphödem tritt bei der Geburt auf und entsteht vornehmlich aufgrund einer Fehlbildung des Lymphsystems (Aplasie oder Dysplasie).

• Progredienz
Fortschreiten bzw. Verschlechterung eines Krankheitszustandes.

• Rezidiv
Wiederkehrend, Rückfälle

• Sekundäres Lymphödem
Entsteht meist als Folge einer Lymphknotenoperation und/oder Bestrahlung wegen einer Krebserkrankung. Seltenere Ursachen sind schwere Traumen mit Zerreißung von großen Lymphbahnen, chronisch wiederholte Entzündungen von Lymphbahnen und Lymphknoten und in den Tro-

---

[51] *Quelle: www.phlebology.de/patienten/behandlung/komplexe-physikalische-entstauungstherapie/*

pen parasitäre Erkrankungen des Lymphsystems durch Würmer (Filarien).

• Sklerose
„Unter Sklerose versteht man eine Verhärtung von Organen oder Gewebe durch eine Vermehrung des Bindegewebes. Die Sklerose ist keine eigenständige Krankheit, sondern Folge einer anderen Grunderkrankung. Ursache ist oft eine Gewebsschädigung in der Folge von Entzündungen, Durchblutungsstörungen oder auch Alterung. Ebenso können Autoimmunerkrankungen zu einer Sklerose führen. Folge ist eine unkontrollierte Produktion von Bindegewebe, die zu der Verhärtung führt. Die befallenen Organe werden hart und verlieren ihre Elastizität."[52]

• Skoliose
Unter Skoliose bezeichnet man eine Seitenverbiegung der Wirbelsäule mit gleichzeitiger Verdrehung der Wirbelkörper.

• SoVd Sozialverband Deutschland
Dieser Sozialverband, gegründet 1917, mit z. Z. über 600.000 Mitgliedern in 1.600 Orts- und 12 Landesverbänden, vertritt die Interessen der Rentner, Patienten und gesetzlich Krankenversicherten sowie der pflegebedürftigen und behinderten Menschen. (www.sovd.de)

• Sozialverband VdK Deutschland
Dieser Verband, gegründet 1950, vertritt über 2,1 Millionen Mitglieder in 13 Landesverbänden mit rund 400 VdK-

---

[52] *Quelle: https://de.wikipedia.org/wiki/Sklerose.*

Geschäftsstellen: Rentnerinnen und Rentner, Menschen mit Behinderung, chronisch Kranke, Pflegebedürftige und deren Angehörige, Familien, ältere Arbeitnehmer und Arbeitslose. (www.vdk.de)

- Systemische Familientherapie
Bei diesem psychotherapeutischen Verfahren liegt der Schwerpunkt auf dem sozialen Kontext psychischer Störungen, insbesondere auf Interaktionen zwischen Mitgliedern der Familie und deren sozialer Umwelt.

Eine Liste von ständig aktualisierten hilfreichen Internetadressen, lymphologischen Fachkliniken im DACH-Raum und Krankenhäusern mit lymphologischen Abteilungen sowie weitere Extras finden Sie kostenlos unter https://lebenmitdemlymphoedem.de/extras-zum-buch.

ABBILDUNGSVERZEICHNIS

Seite 14:
Skizze „Stemmersches Zeichen"
Ofa Bamberg GmbH, Laubanger 20, 96052 Bamberg
https://www.ofa.de/de-de/lipoedem-oder-lymphoedem/

Seite 37:
Foto ReadyWrap®
Lohmann & Rauscher GmbH & Co. KG, Westerwaldstraße 4,
56579 Rengsdorf, Germany
http://www.lohmann-rauscher.com

Seite 93 und Seite 103:
Private Fotos der Autorin
Kirsten Schade, Neuer Wall 2, 47441 Moers
https://generationenberatung-moers.de

Seite 128:
Zeichnung LymphoDrain
Lymphatica Medtech SA | Lausanne, Switzerland
https://lymphaticamedtech.com/

Cover und alle anderen Abbildungen:
Sandra Schönwald, Drinhausstraße 16, 47447 Moers
https://lautundleise.eu/

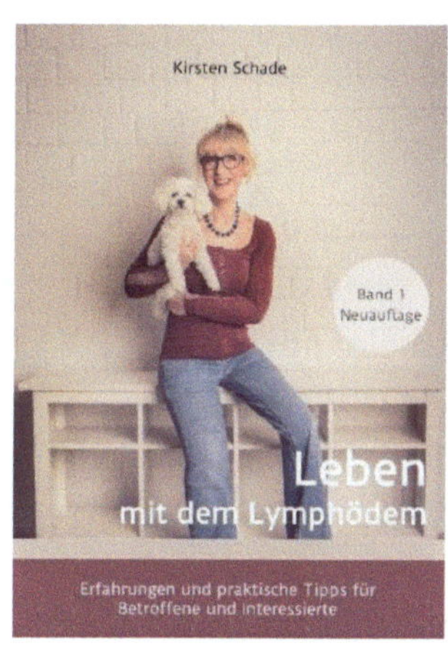

Der Vorgängerband
„Leben mit dem Lymphödem"

Gibt es ein annehmbares Leben mit einem Lymphödem? Aber ja! Kirsten Schade weiß, wovon sie spricht. Sie leidet seit ihrer Geburt an einem einseitigen primären Lymphödem mit zahlreichen Komplikationen und Begleiterkrankungen.

In persönlichen Erlebnissen, mit konkreten Tipps und vielen Anregungen zum Weiterdenken wendet sich dieses Buch an Menschen, die mit einem primären oder sekundären Lymphödem leben müssen. Aber auch an alle, die mit dieser Krankheit ständig in Berührung sind: Therapeuten, Ärzte und Mitarbeiter von Sanitätshäusern und Pflegeeinrichtungen.

Gut verständlich werden Themen behandelt, die bei dieser chronischen Krankheit fast alle Patienten irgendwann betreffen, von der ambulanten bis zur stationären Versorgung. Aber auch hilfreiche Empfehlungen zur Krankheitsbewältigung und Maßnahmen außerhalb der Schulmedizin werden hier angesprochen.

Das Buch will Perspektiven aufzeigen und Mut machen, um die Herausforderung „das tägliche Leben mit einem

Lymphödem" zu meistern und so mit dieser chronischen Krankheit besser zu leben.

Bezug: Sie bekommen dieses Buch im Buchhandel, bei Online-Shops und (zusammen mit weiteren Informationen) unter https://lebenmitdemlymphoedem.de.

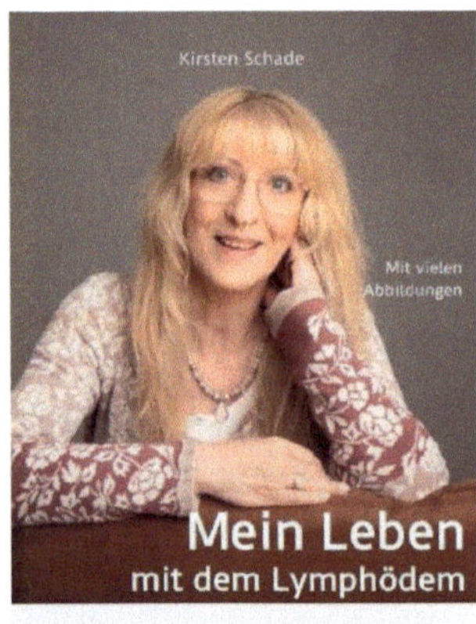

Oder als Sammelband
„Mein Leben mit dem Lymphödem"

Das Buch „Mein Leben mit dem Lymphödem" von Kirsten Schade besteht aus ihren Büchern „Leben mit dem Lymphödem" und „Älter werden mit dem Lymphödem" und bietet das gesamte, ungekürzte Wissen dieser Bücher zum günstigen Preis eines Sammelbandes.

In beiden Büchern geht es um das Leben mit einem primären oder sekundären Lymphödem, wobei auch die Unterschiede zu einem Lipödem genannt werden. Zudem dreht sich das 2. Buch um die Frage, wie man mit einem Lymphödem gut älter wird.

Einfühlsam und verständlich behandelt Kirsten Schade viele Themen, die für Lymphpatienten relevant sind, sei es ambulante oder stationäre Versorgung, chirurgische Möglichkeiten oder Begleiterkrankungen. Sie gibt Tipps zur Krankheitsbewältigung und nennt alternative Maßnahmen jenseits der Schulmedizin. Auch ein Blick auf aktuelle Forschungsergebnisse ist dabei und macht große Hoffnung für die Zukunft.

Mit diesem persönlich bebilderten Buch möchte die Autorin Erfahrungen, Empfehlungen und Gedanken teilen, die sicher nicht nur für Betroffene, sondern auch für Therapeuten, Ärzte oder Mitarbeiter im Gesundheitswesen hilfreich sein können.

Sie möchte Perspektiven aufzeigen, wie man die tägliche Herausforderung eines Lebens und Älterwerdens mit einem Lymphödem bewältigen kann, und Mut machen, dass man trotz dieser chronischen Krankheit ein erfülltes Leben führen kann.

Bezug: Sie bekommen dieses Buch im Buchhandel, bei Online-Shops und (zusammen mit weiteren Informationen) unter https://lebenmitdemlymphoedem.de.

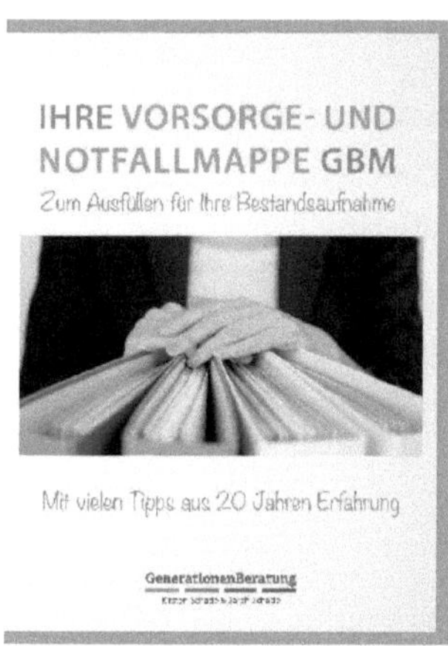

Auch aus dem Hause Schade
„Ihre Vorsorge- und Notfallmappe GBM"
(Auch als Ordner erhältlich.)

Die beste Vollmacht nützt nichts, wenn der Bevollmächtigte nicht weiß, wo Ihre Unterlagen sind. Geben Sie sich und Ihren Angehörigen ein gutes Gefühl – mit dieser Vorsorge- und Notfallmappe.

Wenn Sie diese Mappe nutzen, kommt das einer umfangreichen Bestandsaufnahme Ihres Lebens und Ihrer persönlichen Daten gleich. Kapitel für Kapitel notieren Sie, was Menschen im Notfall über Sie wissen müssen und wo Sie Ihre wichtigsten Daten hinterlegt haben. So können Sie oder Ihre Vertretung in einer Notsituation unverzüglich und ohne großes Nachdenken handeln.

INHALTSVERZEICHNIS:

• Checklisten mit Sofortmaßnahmen bei einem Krankenhausaufenthalt, bei Handlungsunfähigkeit oder im Todesfall
• Angaben zu eigener Person und persönlichem Umfeld
• Angaben zu Ihren medizinischen und pflegerischen Daten
• Angaben zu Vollmachten und Vorsorge-Entscheidungen
• Angaben zu Finanzen und Versicherungen
• Buchempfehlungen und hilfreiche Internetadressen

Nicht alles im Leben ist planbar, der schnelle Griff auf Ihre Unterlagen schon!

Die Generationenberaterin Kirsten Schade begleitet und berät seit über 20 Jahren Menschen, die unverhofft in Notsituationen geraten, wie auch deren Angehörige und Partner. In dieser Vorsorge- und Notfallmappe hat sie ihre jahrelangen Erfahrungen gebündelt, damit Sie für einen Notfall optimal und unkompliziert vorsorgen können.

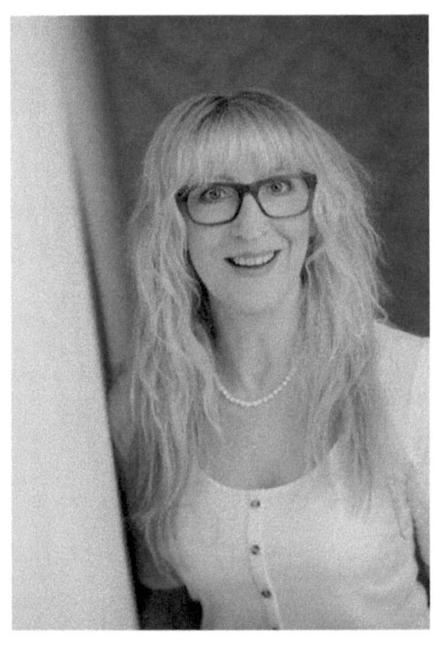

Kirsten Schade, geboren 1961 in Moers, ist seit ihrer Geburt an einem einseitigen, primären Lymphödem erkrankt.

Leider ist diese Erkrankung bei vielen Ärzten und Patienten immer noch relativ unbekannt.

Doch durch zahlreiche Reha- und Krankenhausaufenthalte hat sie schon in jungen Jahren viele Patienten über diese Krankheit aufklären können.

Seit 2004 arbeitet sie freiberuflich in ihrer eigenen Beratungspraxis für kranke und schwerbehinderte Menschen sowie deren Angehörige. Hier berät sie von der Pflege bis zur Patientenverfügung und Nachlassabwicklung nicht nur Patienten, die an einem Lymphödem erkrankt sind.

Schon 2016 hat sie das Buch „Leben mit dem Lymphödem" veröffentlicht. Daraufhin haben sich viele Betroffene gemeldet und über ihre eigenen Erfahrungen berichtet.

Doch wie ist es ihr selbst seitdem ergangen? Und was hat sich am eigenen Krankheitsbild verändert?

Solche Erfahrungswerte über das Älterwerden mit einem Lymphödem gibt es bis jetzt sehr wenige.

Daher möchte sie mit diesem persönlich bebilderten Ratgeber umfassend und verständlich weitergeben, was Betroffene tun können, um mit dieser chronischen Krankheit auch dann besser zu leben, wenn sie älter werden.

GenerationenBeratung
Kirsten Schade & Sarah Schade
Neuer Wall 2 (Wallzentrum)
47441 Moers

E-Mail: info@generationenberatung-moers.de
Telefon: 02841/8824388

https://www.generationenberatung-moers.de
https://lebenmitdemlymphoedem.de
http://www.kirsten-schade.de

k

k

k

k

k